컨디션도 습관이다

SAIKO NO PERFOMANCE O HIKIDASU SHUKAN JUTSU
Copyright © Kuniaki Otsuka 2020
Original Japanese edition published by Forest Publishing Co., Ltd.
Korean translation rights arranged with Forest Publishing Co., Ltd.
through The English Agency (Japan) Ltd. and Danny Hong Agency

컨디션도 습관이다

능력의 문제가 아니라 컨디션이 문제다

오오츠카 구니아키 지음 | 황세정 옮김

차례

서장 생체 시계를 활용한 시간 의학

제1장 생체 리듬을 관리하는 다양한 시계

제2장 일의 효율을 높이는 생체 시계 활용법

제3장 생체 시계를 활성화하는 수면법

제4장 시계유전자를 조정하는 운동법

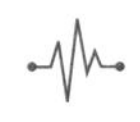

제5장 시간 의학이 인정하는 식사법

서장

생체 시계를 활용한 시간 의학

뇌가 인식하고 처리할 수 있는 정보는 고작 오십 개

1983년 캘리포니아대학교 샌프란시스코 캠퍼스의 신경 생리학자 벤저민 리벳Benjamin Libet은 인간의 심리와 뇌의 작용을 조사하는 실험에서 엄청난 사실을 발견했다. 바로 우리가 스스로 무언가를 해야겠다고 의식하기 훨씬 이전부터 뇌가 움직이기 시작한다는 사실이다. 즉 인간이 자발적으로 생각한 행위가 실은 무의식에서 비롯된 것이었다. 위의 주장을 뒷받침하기 위해 피험자의 눈앞에 케이크를 두고 뇌가 어떻게 움직이는지 조사하는 실험을 해봤다. 그 결과 피험자가 망설이다가 결국 케이크를 먹어버린 상황에서 먹겠다고 결정한 순간보다 8초나 먼저 뇌가 움직이기 시작한 것을 확인할 수 있었다. 자신이 결심하기 전에 뇌가 먼저 케이크를 먹겠다고 결정한 것이다. 그리고 실제로 이를 행동하기 0.3초 전, 뇌의 운동피질에 '손을 뻗어라'라고 지시한 사실 또한 알 수 있었다.

이는 마치 인간이 스스로 의사 결정을 할 수 없는 것처럼 보인다. 부처님 손바닥을 벗어나지 못하는 손오공처럼 우리의 행동은 전부 신의 뜻인 걸까? 아니다, 그렇지 않다. 사실 우리 생명에는 광대한 무의식의 세계가 존재하며, 여기서 여러 일을 결정하고 있다.

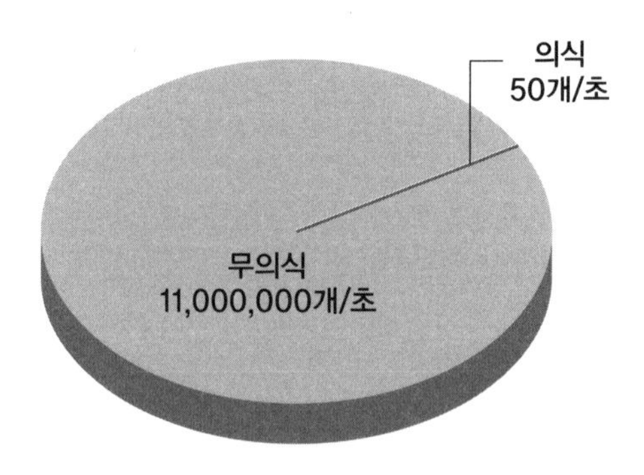

뇌로 전달하는 초당 약 천백만 개의 신호 가운데 우리가 의식적으로 처리할 수 있는 것은 많아 봤자 50개이며, 나머지는 전부 뇌에 존재하는 무의식 상자 속에 보관한다.

1초 동안 인간의 뇌는 얼마만큼의 정보를 인식할 수 있을까? 오감 중에서 가장 많은 정보량을 얻을 수 있는 것은 시각이다. 시각은 1초에 천만 개가 넘는 신호를 뇌로 전달하고 있다. 청각은 백만 개, 촉각은 4~5만 개, 후각과 미각이 받아들이는 신호는 수천 개에 달한다. 초당 약 천백만 개의 신호를 뇌로 전달하고 있는 셈인데, 그 가운데 우리가 의식적으로 처리할 수 있는 신호는 많아 봤자 50개밖에 되지 않는다. 나머지 신호는 뇌의 무의식 상자 속에 저장된다. 인류가 탄생한 순간부터 우리는 무의식 상자에 들어있는 다량의 신호를 이용해 환경에 적응하고 진화해왔다. 즉 보이지 않는 세계로 눈길을 돌리고, 들리지 않는 세계에 귀를 기울이는 것이 바로 최대한 효율적으로 업무를 하기 위한 방법이다.

지식은 생체 시계와
뇌의 기능적 네트워크에서 나온다

지구에 생명이 태어난 후 약 38억 년이 지나자 호모 사피엔스가 출현했고 지금으로부터 약 7만 년 전에 우리 선조들은 동아프리카에서 홍해를 건너 아시아, 유럽, 호주, 미국 등 여러 방향으로 퍼져나갔다. 그들이 지구에서 살아남을 수 있었던 가장 큰 이유는 뛰어난 적응력이다. 인간은 기압이 낮고 산소가 적은 고지대나 극한의 추위와 백야, 극야 현상이 나타나는 북극권에도 자리를 잡았으며, 이제는 화성마저 노리고 있다. 인간은 뇌의 크기를 키워 지적 능력을 획득했고 이에 따라 뛰어난 적응력을 얻을 수 있었다. 그리고 그 지적 능력은 뇌의 시상하부의 시교차 상핵에 있는 '생체 시계'와 천억 개에 달하는 뇌신경 세포(뉴런) 사이에서 기능적인 연결망을 만들어냈고, 상황에 따라 의사소통을 재조정하는 '뇌의 기능적 네트워크'에서 나온다.

대표적인 기능적 네트워크가 디폴트 모드 네트워크DMN, Default Mode Network다. 디폴트 모드 네트워크란 신체 내부와 외부로부터 정보를 받아들이는 두정엽, 그러한 정보를 정리해서 결단을 내리는 전두엽, 그리고 이를 기억하는 측두엽에서 일어나는 광역 커뮤니케이션 네트워크를 말한다. 위의 세 영역이 포함된 신피질은 정보나 자율신경, 호르몬의 작용을 증폭시키는 구피질(대뇌변연계)과 신호를 주고받으면서 기쁨이나 충실감, 성취감을 느낄 수 있다. 그리고 관찰력(두정엽)과 가치판단력(전두엽), 기억력(측두엽)을 구사해 새로운 환경에 응답하고 적응해 나갈 수 있도록 도와준다. 이제껏 인류는 이 같은 방식으로 문명과 문화를 꽃피웠고 1900년 이후 더욱 빠르게 발전하기 시작했다.

이제는 정밀도가 높은 망원경이 개발되어 우주 끝에 있는 거시 세계를 보는 것이 가능해졌다. 또한 분자 현미경을 이용해 분자, 원자, 전자, 쿼크 같은 미시 세계 또한 볼 수 있다.

새롭게 알게 된 거시 세계는 망원경이 아닌 뇌에도 존재한다. 다른 사람과 즐겁게 대화를 나누고 있을 때 변화하는 뇌의 움직임이 육안으로 확인 가능한 수준으로 드러났기 때문에 우리는 영상으로도 볼 수 있다. 이러한 뇌의 광역 네트워크의 발견이 바로 거시 세계다. 뇌의 행동이 가시화되면서 갑자기 신경아교세포가 주목받기 시작했다. 예전에는 사람의 지적 능력이 뉴런에서 비롯됐다고 생각했지만, 알고 보니 낮에만 주인공이었고 밤에는 신경아교세포가 뇌의 주요 역할을 맡고 있었다. 이에 관해서는 제1장에서 자세히 설명할 것이다.

다음으로 새롭게 알게 된 미시 세계의 대표는 정크 DNA의 발견이다. 우선 결과만 보면 우리의 생명 활동을 결정한 것은 유전자가 아니다. 여기서 유전자는 생명 활동을 관장하는 단백질을 생성하는 DNA를 말한다. 인간 게놈을 해석한 결과, 유전자는 고작 1~2%에 불과하다는 사실이 밝혀졌다. 나머지 98%의 DNA는 아무런 유전 정보도 없는 잡동사니에 불과해 '정크 DNA'라고 부르기로 했다. 그리고 우리는 사람의 유전자 수가 선형동물인 선충과 거의 다를 바 없으며, 생물이 고등해질수록 늘어나는 것은 정크 DNA고 사람의 뛰어난 능력과 다양성은 유전자 수로 설명할 수 없다는 사실을 발견했다. 결국, 정크 DNA가 유전자에 작용함으로써 여러 생명 활동이 나타난 것이기 때문에 우리는 결코 잡동사니라고 불러서는 안 된다.

정크 DNA는 사람 사이의 커뮤니케이션 충돌에서 오는 스트레스를 제거하고, 바이러스나 세균의 감염으로부터 몸을 보호하며, 암 발병을 예방하고, 개개인이 처한 환경에서 발생하는 과제에 유전자가 적응할 수 있도록 모양이나 모습을 바꾼다. 그리고 올바른 식사와 운동, 수면의 도움을 받아 부모에게 물려받은 고유의 유전자를 새로운 DNA로 변모시켜 하루하루를 건강하게 보내고 업무 능력을 향상할 수 있게 한다. 결론적으로 게놈의 세계도 태생보다는 환경이 중요하다.

이 책에서는 생체 시계와 디폴트 모드 네트워크, 신경아교세포, 정크 DNA에 주목하는 동시에 직장인이 최고의 컨디션을 끌어낼 수 있는 비결 등을 설명하려고 한다. 하지만, 요즘 30여 억 년에 걸

일의 효율을 높이는 생체 시계

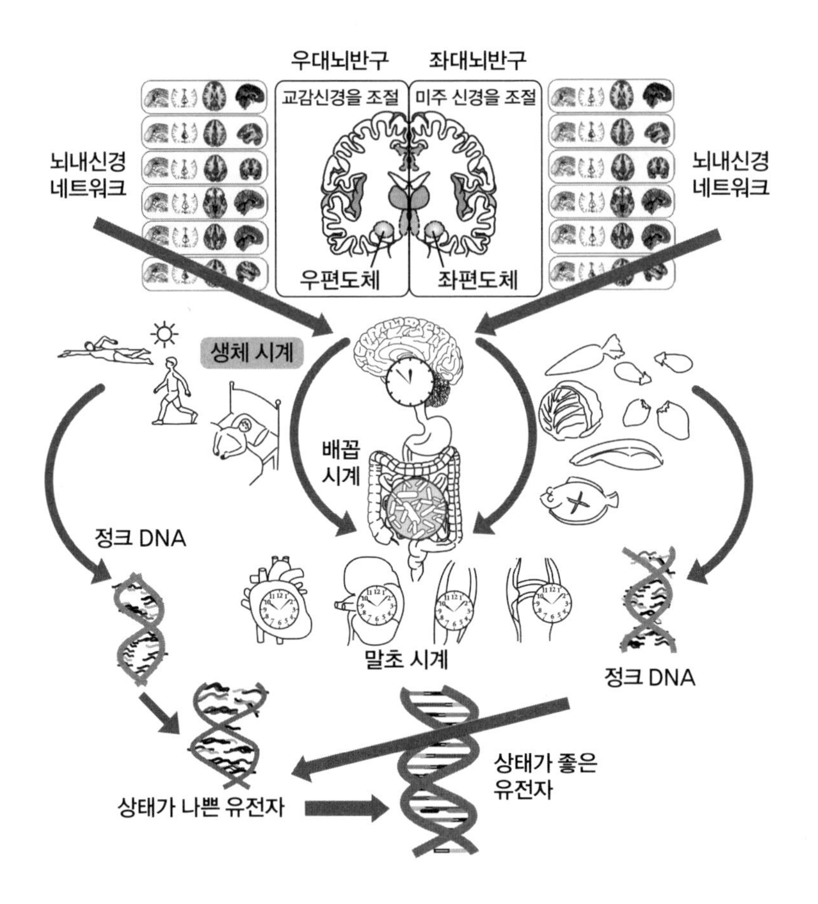

환경에 적응하고 진화하면서 그들의 시대를 구축해 온 인류. 그 지적 능력의 원천은 생체 시계와 배꼽시계였다. 체내에 존재하는 두 시계는 천억 개에 달하는 뇌신경 세포(뉴런)와 그보다 열 배 이상 많은 신경아교세포 사이에서 기능적인 연결망(뇌내신경 네트워크)을 만들었다(도표 상단).

생체 시계와 배꼽시계는 정크 DNA에 영향을 줬고 다양한 생명 활동을 만들어냈다. 식사나 수면 시간 같은 생활 습관이 정크 DNA에 작용해 그 정보를 바탕으로 유전자가 끊임없이 변한다. 생활 습관을 바꾸면 상태가 나빴던 유전자가 좋게 바뀔 수도 있다(도표 하단).

쳐 획득해 온 생체 시계의 능력이 광 환경의 변화나 사람 사이의 복잡해진 커뮤니케이션 또는 초고령 사회의 심각화로 인해 충분히 발휘되기가 힘들어졌다. 생체 시계 능력을 제대로 활용하려면 현대 사회와 어떻게 마주해야 할지, 그리고 이를 위해 어떠한 노력을 하는 것이 좋은지 알아두는 것이 중요하다(제6장 참조). 건강 과학 분야가 더 넓은 범위까지 발전함에 따라 '수면'과 '식사' 그리고 '운동'이라는 생활 습관을 바꾸면 흐트러진 생체 시계의 리듬을 회복할 수 있다는 사실이 밝혀졌다. 일상생활에서 생체 시계를 어떻게 활용해야 하는지에 대한 방법도 설명하고 있으니 자세히 알아보자.

제1장

생체 리듬을 관리하는 다양한 시계

시간을 판단하는 페이스메이커 세포, 뉴런과 신경아교세포

최근 20년간 생체 시계 관련 연구가 빠르게 발전하면서 삶의 효율을 높이기 위한 건강 관련 과학이 삽시간에 퍼져나갔다.

생체 시계에는 중추 시계와 말초 시계가 있다. 뇌 속에 있는 중추 시계master clock는 몸속 구석구석에 퍼져있는 말초 시계peripheral clock로 지령을 내린 후 우리의 몸과 마음, 재능의 에너지 균형을 한 단계 발전시킨다. 여기서 중추 시계는 심포니 오케스트라의 지휘자이고, 말초 시계는 악기를 연주하는 연주자인 셈이다. 둘이 조화를 이뤄야만 세포를 원활히 조종할 수 있고, 효율을 크게 향상할 수 있다.

생체 시계는 낮과 밤, 여름과 겨울 등 시간이 주기적으로 변화함에 따라 몸과 마음이 최적의 상태를 유지할 수 있도록 조정하고, 동시에 예기치 못한 자연환경의 변화에도 적응해왔다. 인류가 지구상에 그들의 시대를 열 수 있었던 것도 어디까지나 생체 시계가 지닌 적응력 덕분이다.

우리는 꽤 오랫동안 생체 시계 속 세포 가운데 뉴런이 시간을 인식한다고 여겨왔다. 하지만 2017년에 다른 시계 세포를 발견하면서 전 세계 과학자들에게 충격을 안겨줬다.

뉴런에 존재하는 시간 인식 유전자가 페이스메이커로 작용하는 것은 오직 낮 시간대뿐이었고, 밤 시간대에는 별아교세포라 불리는 신경아교세포가 그 역할을 하고 있었다. 별아교세포astrocyte와 뉴런은 서로 신호를 주고받으며 각자가 활동하는 시간대를 낮과 밤으로 나누고 있었던 것이다.

제2장에서 설명하겠지만, 효율을 높이려면 낮뿐만 아니라 밤도 신경써야 한다. 그리고 밤에 시계유전자 역할을 주로 별아교세포가 담당한다는 점을 고려했을 때, 직장인이 성공하려면 뉴런보다 신경아교세포에 끼치는 영향을 더 중요하게 여겨야 한다. 효율을 향상하는 주인공이 어째서 뉴런이 아니라 신경아교세포일까?

그것은 신경아교세포가 신경계에 신호를 전달하는 속도가 뉴런보다 훨씬 빠르기 때문이다. 게다가 하나가 아닌, 여러 개의 고속 연락망을 사용하기 때문에 순식간에 대량의 명령을 뇌신경으로 보내고, 이를 취합해 하나의 행동을 하도록 하는 능력은 뉴런보다 별아교세포를 이용하는 편이 효율적이다. 신경아교세포는 생체 시계뿐만 아니라 수면의 질을 향상하는 데도 크게 관여하고 있다. 기억력 향상에 도움을 주는 깊은 수면 상태인 서파 수면에 빠져들게 하는 것, 수면의 질을 향상하는 것, 뇌에 쌓인 노폐물을 씻어내 알츠하이머병을 예방하는 것 전부 신경아교세포가 하는 일이다. 신경아교세포와 수면의 연관성에 대해서는 제3장에서 자세히 설명하겠다.

Point1 신경아교세포란?

사람의 뇌에는 천억 개의 뇌신경 세포와 그보다 열 배 이상 많은 신경아교세포가 존재한다. 신경아교세포의 종류에는 희소돌기아교세포, 미세아교세포, 별아교세포, 방사성신경아교세포, 희소돌기아교세포의 전구세포가 있고, 그 중에서 별아교세포의 수가 가장 많다.

1887년에 처음 현미경으로 관찰된 별아교세포는 생김새가 별 모양을 닮았다고 해서 이러한 이름이 붙여졌다. 하지만 최근 세포 염색법의 발달로, 실제로는 세포체에서 뻗어 나온 스펀지처럼 생긴 복잡한 형태의 돌기가 뇌 공간을 채우고 있다는 사실이 밝혀졌다.

신경아교세포를 지칭하는 '글리아(glia)'는 라틴어로 접착제를 의미한다. 당시에 신경아교세포가 뉴런 집단을 보조하고 영양을 공급하는 접착 조직으로 여겨졌기 때문이다. 그러나 이 세포의 역할은 그것만이 아니었다. 알고 보니 별아교세포는 과잉 유입된 이온이나 신경 전달 물질을 빠르게 제거해 뉴런이 원활한 작용을 할 수 있도록 돕고 있었고, 수면 중에 뇌에 있는 유해 물질을 제거하는 역할까지 하고 있었다. 이처럼 단 하나의 세포만으로 뉴런의 생존 환경을 관리하는 하우스키퍼의 역할부터 정보를 전달하거나 뇌의 혈류를 통제하는 일까지 수행하는 그야말로 놀라우리만큼 다재다능한 세포였다.

별아교세포를 비롯한 신경아교세포는 이처럼 뛰어난 능력을 적재적소에 발휘해 뇌손상을 치료하고, 뇌종양이나 파킨슨병의 악화를 억제하며, 우울증이나 뇌전증으로 인한 발작을 예방하고, 만성 통증을 경감시키는 등 중요한 작용을 한다. 게다가 무의식의 세계에서 스트레스를 처리하는 임무 또한 담당하고 있다(제2장 참조).

인간의 몸에는 시간을 인식하는 시계가 있다

우리 몸속에 시계가 있다고 아무리 이야기해도 '나는 그런 걸 갖고 있지 않은데…'라고 생각할 수 있다. 여기서 말하는 시계는 일종의 비유다. 실제로 1972년에 뇌의 시상하부에서 발견된 특정 부위를 지칭하며, 우리는 이를 생체 시계라고 부른다. 생체 시계 속에 있는 시계 세포가 24시간을 주기로 규칙적인 시간을 각인하고 있는데, 이것이 바로 생체 리듬이다.

생체 시계가 시간을 인식하는 원리나 구조는 생물의 종에 상관없이 보편적이며, 지구상의 생명체들은 거의 비슷하게 시간 정보를 판단하고 있다. 다시 말하면 시계 기능이 없는 생물은 자손을 남기지 못해 진화 과정에서 도태했다는 것이다. 약 5억 년 전인 캄브리아기 이전부터 모든 생물은 이러한 기능을 갖추고 있었다. 결론적으로 생체 리듬이란 30억 년이 넘는 세월 동안 살아남기 위해 터득해 온 생리 기능이라 할 수 있다.

이외에도 우리 몸에는 배꼽시계라는 또 다른 시계가 있다. 배꼽시계는 생체 시계와는 별개로 작용한다. 그리고 뇌의 생체 시계가 보내는 지령보다도 강력하다. 몸속 말초 시계의 리듬은 명암 조건과는 상관없이 배꼽시계에 맞춰 시간을 인식한다. 평소 같으면 뇌의 통제를 받는 체온이나 운동, 심지어 맥박 수의 리듬까지도 배꼽시계의 영향을 받아 변화해버린다. 왜 배꼽시계의 힘이 생체 시계보다도 강력한 것일까?

그 이유는 간단하다. 과거에는 생체 리듬과 상관없이 먹을 것이 있을 때 먹는 능력이 생존에 필요했다. 생체 리듬에 맞춰 식사를 해야 한다는 느긋한 소리를 했다가는 절대 살아남을 수가 없기 때문이다. 그렇다면 우리는 생체 시계와 배꼽시계만으로 충분할까?

사실 우리에게는 또 다른 시계가 하나 더 있다. 그것은 마음의 시계다. 우리 몸에는 10초 후나 60초 후 또는 6시간 후나 8시간 후를 예측하는 시스템이 갖춰져 있다. '내일은 아침 일찍 출장을 가야 하니까 새벽 4시에 일어나자'라고 생각한 후에 알람을 설정하고 잠들었다고 하자. 이런 상황에서 알람을 맞춰 둔 시각보다 몇 분 일찍 눈이 떠지는 경험을 해봤을 것이다. 이것은 마음의 시계가 무의식중에 작용했기 때문이다.

빙하기 시절, 사람은 잠자는 사이에 매머드로부터 습격을 당하지 않도록 미리 감지하는 능력이 필요했다. 그렇기 때문에 위험을 예측하고 이를 마주하지 않기 위한 시스템인 마음의 시계를 스스로 만들어냈다. 또한 자신을 보호할 뿐만 아니라 변화하는 환경을 미리 알아차림으로써 건강을 유지하고 각종 질병에 걸리지 않게 주의해 왔다.

우리가 머릿속에서 자유롭게 시공간을 오갈 수 있는 것도 마음의 시계 덕분이다. 우리는 캐나다에 있는가 싶다가도 금세 교토에서 놀 수 있다. 세상을 떠난 친구와 즐겁게 이야기를 나눌 수도 있고, 먼 미래에 사는 미지의 인물과 만날 수도 있다. 마치 초고속 타임머신을 탄 것처럼 이동하는 것이다. 과거를 여행하며 옛 기억을 떠올리기도 하고, 미래를 위해 과거를 재구축해 새로운 정보를 만들어내기도 한다. 이런 식으로 사람은 머릿속으로 시간 여행을 하면서 새로운 영역을 개척하고 진화해왔다.

생체 시계를 어떻게 발견했을까

18세기 프랑스의 천문학자 장 자크 도르투 드 메랑Jean Jacques d'Ortous de Mairan은 미모사가 밤에 마치 잠을 자는 것처럼 잎을 접었다가 낮에는 다시 잎을 펴는 모습을 보고 이 식물에 무언가 시계 같은 장치가 있는 것이 아닐까 추측했다. 이처럼 주야를 간격으로 일어나는 식물의 운동이 수면 운동이다.

진화론의 창시자인 다윈Darwin도 잎의 수면 운동에 깊은 관심을 보였다. 그래서 1880년에 86종의 식물을 관찰한 결과 콩과에 속하는 49종을 비롯해, 이외의 다른 식물에서도 수면 운동이 관찰된다는 사실을 자신의 아들인 프랜시스와 함께 저서로 남겼다. 《식물의 운동력》은 널리 읽혔고 대중들에게 많은 관심을 끌었지만, 이 발견이 세상 밖으로 나오는 데 시간이 꽤 걸렸다.

이후 1936년, 독일의 생물학자이자 식물학자인 에르빈 뷔닝Erwin Bunning도 콩잎의 수면 운동을 관찰한 후에 지구의 자전에 맞춰 시간을 인식하는 '생체 시계 가설'을 발표했지만 당시 과학자들로부터 신비설이나 형이상학이라고 무시당했다. 그러다 1972년에 지구에 사는 모든 생물이 생체 시계를 갖고 있고 이것이 인간의 몸에도 있다는 사실이 발견되었다. 뇌의 시상하부에 좌우 한 쌍의 쌀알처럼 생긴 작은 세포 덩어리가 바로 생체 시계였다. 여기서 시상하부란 건강을 유지하기 위해 신체 작용을 조절하는 중추로, 자율신경이나 호르몬 등을 관리하는 세포 집단을 말한다.

그로부터 25년이 지난 1997년, 생체 시계 속에 시계 세포가 있고 그 안에 시간을 인식하는 유전자가 있다는 사실이 발견됐다. 그리고 그 속에 있는 고작 여섯 개의 시계유전자가 24시간을 인식한다는 것은 전 세계 사람들을 놀라게 했다. 그 후 수년간의 연구를 통해 생체 시계가 사람의 건강을 유지하는 데 필요한 시스템이라는 사실이 차츰 밝혀지기 시작했는데, 그 당시만 해도 이런 단순한 체계가 설마 우리 신체를 질병으로부터 보호하는 파수꾼 역할을 하고 있으리라고는 미처 상상하지 못했다.

신체를 연주하는
중추 시계와 말초 시계

시계유전자가 발견되자 전 세계 학자들은 생체 시계가 시상하부의 시교차 상핵이 아닌 다른 부위에도 있는지 탐색하기 시작했다. 그리고 실로 놀라운 결과가 나왔다. 우리 몸 곳곳에서 수많은 시계유전자가 발견된 것이다. 뇌의 생체 시계 속뿐만 아니라 심장, 혈관, 간, 췌장, 신장 그리고 피부와 모발, 구강 내 점막에 이르기까지 수십조에 달하는 몸속 세포에 시간을 인식하는 유전자가 있었다. 이게 대체 어떻게 된 일일까?

오늘날에는 중추 시계를 지휘자, 말초 시계를 피아니스트나 바이올리니스트 같은 연주자로 본다. 오케스트라처럼 몸속에 있는 시계를 '생명의 약동'이라는 제목의 교향곡을 연주하는 것으로 보는 것이다. 여기서 생체 시계라고 부르는 것은 혼동을 일으킬 수 있기에 뇌에 있는 것은 중추 시계, 세포에 있는 것은 말초 시계라 부르겠다.

Point 2 시계유전자가 시간을 인식한다

괘종시계가 시계추의 흔들림을 이용해 시간을 인식하듯, 생체 시계는 유전자에서 단백질에 일어나는 화학 반응의 변화로 알아차린다. 뇌의 시계 세포 속에는 시간을 인식할 수 있는 시계유전자가 여섯 개 있다. 시계유전자에는 '피리어드 유전자'와 '크립토크롬 유전자'가 각각 두 개씩, '클록 유전자'와 'BMAL1 유전자'가 각각 한 개씩 있어서, 이렇게 총 여섯 개다.

클록과 BMAL1 유전자가 협동해 피리어드와 크립토크롬 유전자에서 단백질을 만들어낸다. 그 결과 시계 단백질의 양이 증가하게 된다. 그 후 물량이 충분해지면 단백질을 만드는 화학 반응을 억제해 다시 원래 상태로 돌아간다. 이러한 일련의 피드백 과정이 '코어 루프'다. 이 코어 루프의 주기는 약 24시간으로, 여기에서 '생체 리듬'이 만들어진다.

시계유전자 발견을 계기로 이를 연구하기 시작했다. 반딧불이가 가지고 있는 발광 물질 루시페린에 생체 시계가 작용하면 빛을 내기 시작한다는 원리를 이용해 시계 세포가 어디에 있는지, 어떤 식으로 시간에 작용하는지 알기 위해 조사가 이뤄졌고, 그 결과 놀라운 사실을 발견했다. 시계유전자의 소재를 나타내야 할 반딧불이의 발광이 뇌의 생체 시계뿐만 아니라 몸 곳곳에 나타난 것이다. 그리고 혈관이나 심장 또는 간이나 신장 등 대부분의 말초 조직에서 하루를 주기로 발현하는 유전자군의 존재 또한 확인됐다.

결론적으로 인간의 몸속에 있는 수십조에 달하는 세포에서도 분자시계가 돌아가는 것이다. 그래서 분자시계는 몸 전체에서부터 장기 그리고 세포에 이르기까지 계층 구조를 이루고 있으며, 이들이 하나가 돼 약 24시간의 리듬을 연주하고 있다고 본다. 이러한 다양한 연구 끝에 2019년 현재까지 20여 개의 시계유전자가 보고됐다.

생체 시계의 또 다른 임무

생체 시계는 몸속 세포에 대부분 들어있지만, 그중 유일하게 움직이지 않는 시계를 지닌 세포가 있다. 바로 남성의 정소 세포다. 시계유전자는 정소 세포에도 있다. 하지만 그들의 시계는 멈춰있기 때문에 시계 단백질을 생성하지 않는다. 인류가 멸종하지 않으려면 언제든지 자손을 남길 수 있어야 하기에 일부러 생식 세포의 시계를 멈춰 둔 것이 아닐까.

그렇다면 여성의 난자에 있는 난소 세포의 시계는 어떨까? 이 부분에 대해서는 아직 충분히 밝혀지지 않았지만, 연구자들은 대부분 난자에 있는 시계도 정소 세포와 마찬가지로 멈춰 있으리라 추측한다.

움직이지 않는 시계는 있지만 생체 시계가 없는 생물은 이 지구상 어디에도 존재하지 않는다. 인간부터 박테리아에 이르기까지 모든 생명체가 생체 시계를 지니고 있다. 그렇기 때문에 시간을 인식하는 시스템이 없는 생물은 지구상에서 멸종했다고 본다. 어째서일까?

생체 시계에는 또 다른 중대한 임무가 있기 때문이다. 바로 시계 유전자를 이용해 건강을 유지하고 노화를 방지하며 질병을 예방하는 임무다. 구체적으로 자율신경과 호르몬을 관리하고, 건강상의 이상 징후를 감지하며, 자외선이나 오염된 공기 때문에 손상된 DNA를 복구해 암을 예방하고, 면역력을 향상해 암의 싹을 잘라 버리는 역할 등이 있다.

그래서 생체 시계에 이상이 생긴 사람은 고혈압, 콜레스테롤이나 중성 지방의 증가, 당뇨병, 치매, 암, 뼈 강도 약화 등의 위험이 증가한다. 그렇기 때문에 지구상의 생명체들은 오래 살아남기 위해서 반드시 생체 시계를 가지고 있어야만 했다.

생체 시계의 하루는 25시간?
24시간 10분?

인간의 생체 시계가 시간을 인식한다는 사실은 격리 실험실에서 시행한 '프리런 실험'으로 증명됐다. 프리런 실험이란 태양광이 없는 암실 속 자유로운 환경에서 실험자가 하루하루를 보내는 것을 말한다. 이 실험에 참가한 사람들은 매일 정해진 일과 없이 먹고 싶을 때 식사를 하고, 졸리면 자고, 눈을 뜨면 움직이면 된다. 실험 결과, 태양광이 없어도 실험자의 체온이나 멜라토닌에 약 24시간을 주기로 하는 생체 리듬이 나타났고, 이러한 리듬이 장기간에 걸쳐 지속된다는 것을 알 수 있었다. 우리 몸속에는 생체 시계가 분명히 존재하며, 약 24시간의 생체 리듬을 가지고 있다.

프리런 실험에 참가한 사람들의 체온 리듬은 24시간보다 한 시간 긴 25시간이었고 생체 시계의 하루 주기는 개체와 성별에 따라 차이를 보였는데 여성이 남성보다 조금 더 길게 나타났다. 그리고 명암 변화가 없는 조명 아래에서 생활했을 때는 프리런 실험과 마찬가지로 생체 시계의 하루 주기가 25시간이었지만, 완전한 암흑 상태의 암실에서 지내거나 앞이 보이지 않는 시각 장애인의 경우 그보다 다소 짧은 24.5시간이었다.

프리런 실험 외에도 생체 시계의 하루 길이를 결정하는 또 다른 방법이 있다. 이는 수면과 각성을 24시간이 아닌 22시간이나 28시간을 주기로 반복적인 생활을 하는 강제적 비非 24시간 실험법이다. 이 방법을 사용했을 때 생체 시계의 하루 길이가 약 24시간 10분으로 측정됐다. 그 이유는 낮 시간대에 쬐는 빛이 생체 리듬을 앞당겨 하루의 길이를 짧게 측정하기 때문이다.

생체 시계는
왜 지구의 자전 주기보다 한 시간 길까?

생체 시계의 리듬은 약 25시간이다. 지구의 자전 주기는 약 24시간인데, 생체 시계는 왜 한 시간 정도 차이가 나는 것일까? 그 이유는 아래와 같은 리듬을 유지하고 지속해나가기 위해서다.

앞서 말한 대로 지구의 자전 주기는 현재 약 24시간이다. 하지만 이러한 자전 주기가 오랜 시간에 걸쳐 조금씩 길어지고 있다는 사실을 알고 있는가? 처음 지구가 생겨났을 때, 지구의 자전 주기는 5시간 정도였을 것으로 전문가들은 추측한다. 10억 년 전에는 하루의 길이가 약 20시간, 약 5억 년 전인 캄브리아기에는 약 21시간으로, 지금보다 3시간이나 짧았을 것으로 보고 있다. 인류가 속한 영장류가 탄생한 시기는 지금으로부터 약 3천 5백만 년 전으로 알려져 있는데, 그 무렵 하루의 길이는 23.5시간 정도였다.

지구상에 존재하는 생물은 오랜 세월에 걸쳐 '지구의 자전 속도가 변화한다'라는 사실을 유전자 차원에서 경험해왔다. 그렇기에 생체 리듬을 유지하기 위해 약 한 시간이라는 여유를 설정했다. 지구의 자전 주기에 맞춰 생활하기 위해 인간은 매일 이 한 시간의 격차를 조정하고 있다. 이 역할을 태양광이 맡았는데 그중에서도 청색광이 강력하게 작용해 조절한다. 푸른 하늘을 바라보고 있을 때 마음이 편안해지는 것도 어쩌면 그러한 이유 때문일지도 모른다.

밤을 새지 않더라도 '생체 시계의 하루 길이'는 생활 행동에 따라 계속 변화한다. 산책이나 훈련 같은 운동이 아닌 업무의 내용, 낮잠의 유무, 자기장 또는 낮의 조명 환경의 영향으로 하루의 길이가 달라진다는 사실이 밝혀졌다. 직장의 환경 변화나 수면 시간의 차이에 따라 생체 시계의 하루 길이가 매일 미묘하게 변화하고 있다는 뜻이다. 이를 매일 반복하면 불면증, 피로감, 변비, 식욕이나 집중력 감퇴 같은 증상이 나타나 시차증에 걸린 사람처럼 될 수 있다. 이 밖에도 예상치 못한 문제가 발생해 건강이 악화될 수 있는데 이런 경우에는 어떻게 대처해야 할까? 이에 대해서는 제6장에서 자세히 설명하겠다.

태양광으로 시각을 맞추는 중추 시계

우리의 몸은 하루 중 활동을 시작하는 시간대에 빛을 쬐면 생체 리듬이 한 시간 앞당겨지지만, 반대로 휴식을 취해야 하는 시간대에 빛을 쬐면 한 시간 늦춰지도록 설계돼 있다. 사람들은 대부분 활동을 시작하는 아침에 빛을 쬔다. 그러면 생체 리듬이 한 시간 앞당겨져 24시간인 지구의 자전 주기에 맞춰 수정된다. 하지만 야행성인 쥐 같은 경우에는 남들이 휴식하는 시간대에 빛을 쬔다. 따라서 생체 리듬이 한 시간 늦춰진다. 하지만 쥐는 원래 생체 리듬이 23시간이기 때문에 결과적으로 24시간에 맞춰지게 된다.

식사로 시각을 맞추는 말초 시계

실험동물의 중추 시계를 파괴하면 수면이나 체온 리듬 등 생명 활동의 리듬도 같이 사라져버린다. 하지만 매일 정해진 시각에 먹이를 꾸준히 주면 그 시각 전후의 활동량이 증가하고, 그로부터 약 12시간 뒤에 움직임이 가장 감소하는 새로운 리듬이 나타나기 시작한다. 배꼽시계가 중추 시계의 리듬을 형성하는 것이다.

식사가 생체 시계에 영향을 미친다는 점은 이미 다양한 연구를 통해 확인됐다. 사람이 한밤중에 실험동물에게 규칙적으로 먹이를 주면 어느 순간, 본래의 리듬을 무시하고 낮과 밤이 역전되는 현상이 벌어진다. 원래대로라면 자야 할 시간에 가장 활발히 활동하게 되면서 배꼽시계의 리듬이 중추 시계보다 더 강해지는 것이다.

와세다대학교의 시바타 시게노부 교수 연구 팀은 실험용 쥐로 다음과 같은 실험을 했다. 실험 내용은 인간의 식사 시간 중 '아침·점심·저녁'에 해당하는 시간대에 먹이를 공급하는 A그룹과 '아침·저녁·밤'에 해당하는 시간대에 먹이를 주는 B그룹으로 나눠 생체 리듬의 변화를 조사하는 것이었다. 그 결과 야식을 먹인 B그룹의 생체 리듬이 흐트러져버린 것을 알 수 있었다. 또 먹이를 주는 타이밍과 양에 다양한 변화를 줘본 결과, 아침 식사를 제대로 챙겨 먹는 것이 생체 시계의 시각을 맞추고 생체 리듬을 유지하는 데 큰 효과가 있다는 사실이 밝혀졌다.

인간을 대상으로 실험을 한 경우에도 다음과 같은 보고가 있었다. 우선 의식이 없거나 몸이 쇠약해진 환자의 코에 튜브를 연결한 후, 시간을 고려하지 않고 영양을 투여했더니 체온 같은 생체 리듬이 흐트러져버렸다. 반대로 하루 세 끼 식사를 먹는 시간에 맞춰 규칙적으로 영양을 공급하자 다시 생체 리듬을 정상으로 되돌릴 수 있었다. 이 방법은 튜브를 이용해 위에 영양물을 투여하는 '경관 영양'이다.

그런데 직접 혈관에 바늘을 꽂아 혈액 속에 영양물을 공급하는 '중심 정맥 영양' 방법을 사용했을 때는 규칙적으로 보급해도 생체 리듬이 회복되지 않았다. 이러한 점을 보면 음식물이 위나 장을 지나가면서 자극을 가하는 것이 생체 리듬을 형성하는 데 중요하다고 추측할 수 있다.

생체 리듬을 유지하기 위해서는 세 끼 식사를 정해진 시각에 규칙적으로 하는 것이 정말 중요하다. 그중에서도 특히 아침 식사의 역할이 매우 크기 때문에 절대 걸러서는 안 된다.

건강은 시계유전자의 지배를 받는다

시간을 인식하는 시스템이 무너지면 생물은 쉽게 병에 걸린다. 여러 개의 시계유전자 가운데 하나를 제거한 실험용 쥐는 생후 11주까지 눈에 띌 만한 이상 증세를 보이지 않았지만, 차츰 성장하면서 백내장, 근육량 감소, 골다공증, 자율신경 저하, 호르몬의 불균형, 면역력 저하 등이 일반 쥐보다 빠르게 나타났다. 실험용 쥐는 노화가 몇 배나 빠르게 진행됐고 원래대로라면 적어도 2년은 살았어야 하지만 두 달 만에 죽어버리고 말았다. 이는 전혀 예상치 못한 결과였다. 또 다른 실험에서는 시계유전자를 제거한 쥐에게 방사선을 쐈더니 정상적인 쥐보다 암 발병률이 높아졌고, 진행 속도 또한 빨라져 조기에 사망하는 결과가 나왔다. 이 연구를 통해 시계유전자가 암 발병과 관련이 있다는 것을 알 수 있었다.

앞 실험에서 봤듯이 시계유전자 변이를 가진 쥐는 생체 리듬에 이상이 있을 뿐만 아니라, 수명이 짧다고 알려져 있다. 그래서 시계유전자 변이가 없는 건강한 쥐의 뇌에 있는 중추 시계를 이식하는 또 다른 실험을 진행해봤다. 결과는 예상했던 대로 생체 리듬을 회복했고 다시 수명이 늘어나는 것을 볼 수 있었다.

오늘날 시계유전자에 변이가 있는 사람과 건강한 사람을 추적해 당뇨병이나 암 등의 발병 빈도를 연구하는 현장 조사가 이뤄지고 있다. 사람을 대상으로 한 조사 결과도 쥐를 대상으로 한 실험 결과와 다를 바 없었다. 시계유전자에 변이가 없더라도 규칙적이지 않은 생활로 리듬이 장기간 흐트러지면 당뇨병이나 암이 발병하는 빈도가 증가하는 것이다. 그렇기 때문에 야간 근무 등으로 일하는 시간이 일정하지 않은 여성은 유방암에 걸릴 위험이 일반인보다 약 2배, 남성은 전립선암에 걸릴 위험이 약 3배나 높았다. 불규칙한 근무로 생활 리듬이 흐트러지면 생체 시계가 제대로 작동하지 않아 이러한 결과가 나타나는 것이다.

태양이 있기에 밝은 빛과 따뜻한 날씨를 누릴 수 있지만, 한낮에 내리쬐는 햇빛 속 자외선은 세포의 유전자를 공격한다. 유전자의 본체인 DNA는 세포 하나당 하루에 50만 번이나 손상되고 있다. 그렇다면 자외선에 노출된 사람은 반드시 암에 걸리는 것일까?

그렇지 않다. 왜냐하면 우리 인간은 암을 미연에 방지하는 힘을 지니고 있기 때문이다. 우리 몸속에는 DNA가 손상을 입었을 때 이를 자동으로 복구하는 시스템이 갖춰져 있다. 이는 '시계유전자의 보호를 받은 세포 주기'라는 시스템이다. 세포 주기란 하나의 세포가 분열해 두 개로 늘어나는 일련의 기간을 말한다. 세포 분열은 24시간 주기로 반복해서 발생한다. 분열 과정 중에 시계유전자가 손상을 발견하면 우리가 잠든 사이에 이를 정상적인 상태로 되돌려놓는다. 대부분의 DNA는 회복되지만, 간혹 복구하지 못한 경우에 이것이 암세포의 씨앗이 된다. 이러한 상황이 반복되면 이곳에서 싹이 나오게 된다.

그러나 싹이 자랐다고 해서 곧바로 암으로 발전하는 것은 아니다. 면역 작용을 사용해 우리가 그 싹을 제거할 수 있기 때문이다. 하지만 불규칙한 생활 리듬으로 시계유전자가 제대로 작용하지 못한다면 암을 예방하는 세포 주기의 시스템에 혼란이 생겨 암의 씨앗이 남게 된다. 게다가 생체 시계에 문제가 생기면 면역력이 저하돼 리듬이 망가진다. 그 결과, 암세포가 자리를 잡고 성장하기 시작하는데 이것이 생체 시계가 흐트러지면 암에 걸리기 쉬워지는 이유다.

우리의 몸은 시차증을 겪고 있는가

생체 리듬이란 수면과 체온 조절, 각성·혈압·심박·배변 주기 등 몸의 여러 작용이 통합된 것이다. 비행기를 타고 해외여행을 간 경우, 위의 작용 가운데 수면과 혈압의 리듬은 금세 적응한다. 하지만 체온이나 배변 리듬은 해외에서 적응하는 데 일주일에서 열흘 정도가 걸린다. 여행을 가기 전에 하나였던 리듬이 새로운 환경에 가게 되면 어긋나는 상황이 발생하는데, 이것이 바로 시차증이다.

어긋난 리듬을 맞추는데 필요한 시간은 사람마다 차이가 있다. 짧으면 일주일에서 길면 몇 달까지 걸리기도 한다. 즉 시차증이란 체내 시계가 외부 세계의 생활시간과 맞지 않아 심신에 여러 문제를 일으키는 상태를 말한다. 시차증의 증상은 실로 다양한데, 가장 많이 나타나는 증상부터 소개하자면 수면 장애, 낮 시간대의 졸음, 정신 작업 능력 저하, 피로감, 식욕 저하, 멍한 느낌, 머리가 무거운 느낌, 위장 장애, 눈의 피로, 짜증 등이 있다. 이외에도 완전히 적응하기 전까지 나른함, 각성 곤란, 생활 리듬의 혼란, 기력 저하, 구토감, 공복감, 변비 등 다양한 증상이 나타난다.

빛을 수용하는 눈 관리가 중요하다

'사람은 눈부터 늙는다'라는 말이 있듯이 나이가 들면 빛 자극을 수용하는 망막에서 그 영향이 먼저 나타난다. 빛에 반응하는 광동조는 멜라놉신melanopsin이라는 광수용 단백질이 담당하고 있는데, 눈이 보이지 않더라도 이것만 있으면 빛 자극을 받아들일 수 있다.

멜라놉신은 비교적 최근인 1998년에 발견되었다. 광동조 시스템이 알려진 지 아직 15년밖에 되지 않았지만, 그동안 많은 사실이 드러났다. 겉으로 젊은 사람의 망막과 별반 차이가 없더라도 고령자는 빛을 받아들이고 이에 반응하는 정도가 확실히 떨어진다는 사실도 그중 하나다. 얼핏 보기에 건강해 보이는 고령의 쥐라도 망막의 감도가 젊은 쥐의 20분의 1에 못 미치는 수준까지 떨어진 경우가 많다. 결국 고령의 쥐는 빛을 수용하는 시스템에 문제가 생겼기 때문에 시계유전자의 발현 시기가 늦어졌고 발현량도 감소했다.

우리는 이를 조기에 대응해야 한다. 조금이라도 더 많은 빛을 받아들일 수 있도록 일상에서 여러 시도를 해보는 것 또한 중요하다. 혹시 백내장이 원인이라면 조기에 치료하자. 눈 관리는 내 몸의 성능을 끌어올리는 데 필요한 생활 치료의 첫걸음이다.

나이가 들수록
시간이 빠르게 지나간다고 느껴지는 이유

우리에게 시간을 받아들이는 감각기가 없지만, 인간을 비롯한 고등 동물들은 비교적 짧은 시간의 경과를 짐작할 수 있는 모래시계 같은 기능을 지니고 있다. 이를 이용해 10초, 60초, 6시간이나 8시간 후를 예측할 수 있다.

평소에 아침 6시에 일어나던 사람이 '내일은 아이의 운동회 날이니 일찍 나가서 좋은 자리를 맡아야겠다'라며 알람을 새벽 4시에 맞췄다고 하자. 그러면 신기하게도 알람 시각보다 몇 분 일찍 눈이 떠지곤 한다. 이런 경험을 해 본 사람이 생각보다 많을 것이다.

재미있는 일을 할 때는 시간이 눈 깜박할 사이에 지나가 버리지만, 회사에서 하기 싫은 일을 할 때는 시간이 도무지 가질 않는다. 또 교통사고를 당하는 순간에는 몇 초가 마치 십 분이 넘게 느껴질 만큼 천천히 흐르기도 하고, 어릴 적에는 시간이 천천히 갔는데 어른이 되니 믿을 수 없을 만큼 빠르게 흘러간다고 느끼기도 한다. 이처럼 시간의 속도는 자유자재로 늘어나기도 하고 줄어들기도 한다. 이것은 마음의 시계가 작용했기 때문이다. 이러한 작용은 적극적으로 행동에 나설 타이밍과 기다려야 하는 때를 결정함으로써 우리가 변화하는 환경에 언제든지 적응할 수 있도록 도움을 주는 중요한 역할을 담당한다.

2016년에 피츠버그 대학교의 콜린 맥클렁Colleen McClung 박사 연구 팀은 평소 건강했으나 교통사고 등으로 갑자기 사망한 사람 210명의 뇌를 조사해봤다. 이 조사에서도 확실히 고령자의 뇌가 젊은이에 비해 시계유전자의 활동이 약한 것이 관찰됐다. 인간의 생체 리듬은 나이가 들수록 앞당겨지므로 일찍 잠들고 일찍 일어나게 돼 시간의 리듬이 점점 무너지기 시작하는 것이다.

그런데 여기서 맥클렁 박사 연구 팀은 엄청난 사실을 발견했다. 나이 든 사람들의 전두엽에 이제껏 본 적 없는 새로운 유전자군이 자리 잡고 있는 것이었다. 이는 다른 시계가 흐트러진 생체 리듬을 보완하기 위해 나타난 것이 분명했다. 그리고 고령자의 눈이 아침에 일찍 떠지는 이유가 이 유전자군 때문인 듯했다. 아무래도 고령자들에게 그들만의 또 다른 세계가 있는 모양이다. 결론적으로 전두엽에 생겨난 새로운 생체 시계 덕분에 고령자의 뇌가 알츠하이머병이나 파킨슨병 등으로부터 몸을 지킬 수 있는 것이다.

성과가 높아지는 이상적인 하루 일과표

6시

일어나서 곧바로 커튼을 걷어 방 안에 햇볕이 들게 하자. 흐린 날에는 대신 조명을 켠다. 물 한 잔을 마신 다음, 화장실에 가서 세수하고 머리를 빗는다. 그러곤 양치질을 하면서 느긋하게 몸단장을 한다. 스트레칭이나 마른 수건으로 몸을 문지르는 건포마찰을 하면 더욱 좋다. 그리고 휴일에도 평일과 같은 시각에 일어나도록 하자.

6시 30분

아침 식사는 기상 후 1시간 이내에, 되도록 정해진 시각에 하자. 양질의 단백질과 탄수화물(당질)을 중심으로 균형 잡힌 식사를 하는 것이 가장 이상적이다. 아침 식사에 곁들이는 향긋한 커피나 녹차, 자몽은 교감신경에 적당한 긴장감을 가져다주고 생체 시계의 흐트러진 시곗바늘을 제자리로 돌려놓는다. 반면 아침부터 간이 세고 염분이 많은 식사를 하면 과잉 섭취로 신장이나 간의 말초 시계에 작용하게 되는데, 그것이 시계유전자의 리듬에 영향을 끼쳐 시곗바늘을 세 시간이나 앞당겨버리니 조심하자.

7시

아침에 시간 여유가 있다면 가볍게 걸어보자. 기상 후 눈을 뜬 지 한 시간이 지나면 누구나 혈압이 급상승하는 '모닝 서지morning surge'가 일어나는데, 양치질과 세수를 하거나 용변을 볼 때 흔히들 겪는 일이다. 하지만 여기에 운동까지 해서 혈압을 높여버리면 사람에 따라서는 위험할 수 있으니 달리거나 높이 뛰어오르는 운동은 피하는 것이 상책이다.

혈압과 상관없이 오전 중에는 격한 운동을 하지 않는 것이 좋다. 아침에는 척추의 뼈와 뼈 사이를 연결하는 물렁조직이나 근육, 힘줄이 아직 굳어 있기 마련이다. 그렇기 때문에 격한 운동을 하면 그 과정에서 요추나 근육이 쉽게 손상될 수 있고 넘어져서 골절을 입기 쉽다. 폐에서 산소를 공급받는 기관이나 기관지도 아직 긴장이 풀리지 않은 상태이기에 오전 중에는 간단한 동작만으로도 피로감을 빨리 느끼게 될 것이다.

7~8시

아침에 가볍게 걷거나 햇볕을 쬘 만한 시간이 없는 사람은 출근할 때 집 근처 대중교통을 이용하는 것이 아니라 그다음 역까지 걸어가보자. 아니면 LED 조명을 사용하는 편의점에 들르는 것도 좋다. 몸속에 산소가 가장 넘쳐흐르는 오전 7~8시 무렵에는 뇌파의 활동이 활발해지고 감각을 자극하는 정도가 높아지기 때문이다.

최근에 일찍 일어나 정시보다 빨리 출근해 일을 시작하는 사람들이 많아졌다. 이를 뇌파의 관점에서 보면 꽤 합리적이라 할 수 있다.

9시

출근 시간. 근무 중에는 90분 리듬을 의식해야 한다. 일을 하다가도 90분마다 짧은 휴식을 취하자.

10~12시

두뇌 활동이 향상되는 시간으로 기획을 하거나 아이디어를 짜는 등 창의력을 발휘하기 좋다. 이 시간에는 피로로 인한 근육통도 크게 신경 쓰이지 않는다고 한다. 신체적인 측면에서 보았을 때 하루 중에 몸이 가장 가벼운 시간이다.

12시

점심 식사.

13~15시

업무 재개. 정신적인 활동이 활발해져 업무 효율이 가장 좋은 시간대다. 혈압이나 심박수, 호흡수, 체온이 상승하면서 체력이 좋아진다. 외근하기에 안성맞춤이다.

14시

12시간을 주기로 돌아가는 생체 시계 때문에 오후 2시 무렵부터는 졸음이 살짝 쏟아진다. 이때 20분 정도 낮잠을 자면 심신이 재충전돼 업무 효율을 한층 높일 수 있다.

15~19시

하루 중 기도가 가장 넓어지는 시간으로 호흡이 편하다. 이때 폐와 심장의 활동이 최고조에 이른다. 오후 1~3시 다음으로 외근하기 좋고 근육의 유연성이 좋아져 2~3일 뒤에 발생할 근육통을 줄일 수 있다. 그렇기 때문에 오후 3~7시는 거의 모든 스포츠 분야에서 훈련하기 가장 좋은 시간대다.

움직임도 민첩해지고 순발력이 좋아지기 때문에 체조나 피겨 스케이팅처럼 정확한 타이밍과 근육의 미세한 조정이 필요한 스포츠에서 좋은 기록을 낼 수 있다.

17시

퇴근. 야근할 경우, 오후 5시 이후부터는 시간이 갈수록 정신이 피곤해지므로 두뇌 활동이 필요한 업무는 적합하지 않다. 사무 처리 같은 단순 업무는 괜찮지만, 창의성이 요구되는 일은 다음 날로 미루는 것이 효율적이다.

17~21시

운동 기능이 최고조에 이르기에 거의 모든 스포츠에서 훈련하기 좋은 시간이다. 저녁 운동은 몸을 단련하는 효과가 뛰어나며, 밤에 숙면을 유도하기 때문에 추천한다.

18시 30분

저녁 식사는 오후 7시 전까지 마치도록 하자. 밤늦게 과식하면 살이 찌기 쉬우니 주의해야 한다. 아침·점심·저녁의 식사량의 비율이 '3:3:4'를 이루는 것이 제일 이상적이다(제5장 참조). 그리고 저녁 반주는 적당히 마시고 취침하기 세 시간 전에 끝마치는 것이 바람직하다. 알코올을 섭취하면 생체 리듬에 변화가 생겨 주기가 조금 길어진다. 이때 과하게 마시면 다음 날 아침 햇빛을 쬐는 시간에 자극을 받아들이고 느끼는 감수성이 떨어져서 어긋난 생체 시계의 시곗바늘을 조정할 수 없게 된다. 결과적으로 생체 시계가 어긋난 채로 하루를 보내야 한다. 이 밖에도 저녁 8시 이후에 식사하면 혈당 수치가 급상승하거나 위산이 과도하게 분비되어 역류성 식도염 증상이 나타나기 쉽다.

20시

집에 돌아와 목욕하기에 좋은 시간으로, 이때 41도 정도의 따뜻한 물에 몸을 5분이 넘지 않은 시간 동안 담그는 것이 중요하다. 겨울철에는 욕실과 외부의 온도 차가 크므로 주의하자. 그리고 목욕을 마친 후에는 충분한 수분을 보충해주자.

21시

멜라토닌을 분비하는 시간이기 때문에 저녁 9시 이후에는 되도록 머리를 쓰며 생각하는 활동을 삼가고, 텔레비전이나 컴퓨터, 핸드폰을 보지 않도록 하자. 책을 읽고 싶다면 너무 밝지 않은 조명을 사용하는 것이 좋다. 만약 잠이 잘 오지 않거나 잘 준비가 되지 않았다면 긴장을 완화시키는 라벤더 향을 맡아보자.

혈압이 높아지는 타이밍은 아침뿐만 아니라 밤에도 있는데 이를 '이브닝 서지evening surge'라고 한다. 심근경색이나 뇌경색이 가장 많이 발생하는 시간은 아침 6시 30분쯤이지만 저녁 9시 무렵에도 조심해야 한다. 그러므로 식사를 마친 뒤 소화를 하겠다며 조깅 등을 하는 것은 바람직하지 않다.

23시

취침. 침실은 되도록 어둡고 조용한 환경을 조성하자. 그리고 평소보다 늦게 잠드는 일이 생기더라도 아침에는 늘 일정한 시각에 일어나도록 노력하자.

다음 날까지 꼭 해야 하는 일이나 공부가 있더라도 무리해서 밤늦게까지 해봤자 전혀 효율이 오르지 않는다. 그러니 일찍 잠자리에 들었다가 다음 날 아침에 일찌감치 일어나서 해야 하는 일을 하는 편이 더 효과적이다.

23~ 다음 날 6시

다음 날 일상적이고 생활 리듬이 흐트러지지 않은 생활을 하기 위해 가장 중요한 수면 시간이다.

제2장

일의 효율을 높이는 생체 시계 활용법

아인슈타인의 뇌

상대성 이론을 발표해 세상을 뒤바꾼 아인슈타인은 20세기를 대표하는 뛰어난 두뇌의 소유자다. 독일 태생의 이론물리학자인 그는 대체 어떠한 뇌를 지니고 있었을까?

1955년, 하비Harvey 박사는 아인슈타인의 뇌를 해부하고 식염수로 꼼꼼히 혈액을 닦아낸 후 남다른 심정으로 바라보고 있었다. 그리고 그의 뛰어난 재능을 품고 있는 뇌의 비밀을 풀어내는 일이야말로 과학자로서 해결해야 할 임무라 확신했다. 심지어 다양한 관점에서 아인슈타인이 지녔던 재능의 신비를 밝혀내고자 하는 마음으로 전 세계 여러 과학자에게 그의 뇌 조각을 보내기까지 했다.

연구에 참여한 과학자 가운데 한 명인 캘리포니아대학교 버클리 캠퍼스의 신경해부학자 매리언 다이아몬드Marian Diamond는 1985년, 아인슈타인의 뉴런(뇌신경 세포)에 남들과 다른 차이가 있을 것이라 보고 대조군과 실험군의 데이터를 비교해봤다. 하지만 어떤 특이점도 발견하지 못했다. 그의 뉴런은 지극히 평범한 사람과 다를 바가 없었다. 하지만 연구 끝에 다이아몬드는 뉴런이 아닌 다른 부분에서 차이가 있다는 것을 알아냈다. 아인슈타인의 뇌에는 어떤 뇌

세포의 수가 평범한 사람보다 월등히 많았던 것이었다. 그것은 수십 년 동안 과학자들이 단지 뉴런을 뇌에 고정하기 위한 접착제에 불과하다고 믿어 온 신경아교세포였다.

신경아교세포 중에서도 별아교세포를 모든 영역에서 많이 찾아볼 수 있었는데 그중에서도 두정엽에 두드러지게 많았다. 결론적으로 아인슈타인의 탁월한 상상과 추상화 그리고 고차원적인 인지 능력의 근원은 두정엽에 있는 별아교세포였다. 다양한 연구를 통해 현재는 별아교세포가 뉴런의 다양한 요구에 부응하는 동시에 뇌에서 신경 커뮤니케이션을 조절하고 있다는 사실이 밝혀졌다.

두정엽은 오감을 통해 전달한 정보뿐만 아니라 육감 같은 무의식의 정보까지 받아들여 추상적인 개념이나 이미지를 떠올려 복잡한 사고를 하는 뇌의 영역이다. 그야말로 최고의 컨디션을 만들기 위해서 꼭 알아 둬야 할 영역인 셈이다.

인간은 초당 천백만 개 이상의 신호를 뇌의 두정엽에 존재하는 무의식 상자에 보관하는데, 그 가운데 오감을 거쳐 처리되는 신호는 50개 정도밖에 되지 않는다. 나머지 천백만 개 이상의 신호는 무의식을 담당하는 뇌에서 처리하고 있다. 인간은 무의식 상자에 들어있는 다량의 신호를 통해 일의 효율을 끌어올리고, 여러 복잡한 과제를 해결하고, 새로운 환경에 적응하면서 진화해왔다.

시각·청각·언어 장애의 삼중고를 겪은 헬렌 켈러Helen Keller는 오감을 뛰어넘어 무의식을 담당하는 뇌를 연마해 독자적인 세계를 구축했다. 만약 우리가 두정엽에 있는 별아교세포를 활성화할 수 있다면 믿을 수 없을 정도로 건강한 몸과 마음을 가지고 살아갈 수 있을 것이다.

뇌의 두정엽과 전두엽을 이용해 직면한 과제를 해결하기 위해서는 평소에 부지런히 배우고 익히면서 필요한 지식을 충분히 쌓아둬야 한다. 이것이 일을 효율적으로 하기 위해 요구되는 기본 이념이다. 이번 장에서는 어떤 작용을 통해 생체 시계를 강화하고 생체 리듬의 완급을 조절해 뇌의 활동력을 높일 수 있는지 소개하려 한다. 다소 어려운 용어가 등장하지만, 자신의 뇌를 관찰할 수 있는 절호의 기회니 재미있게 읽어주길 바란다.

아침에 일어나 가장 먼저 해야 하는 일

그날 하루의 업무 효율을 높이기 위해서는 기상 후 한 시간을 어떻게 보내는지가 정말 중요하다. 누구나 아침에 일어나는 순간 스트레스 호르몬인 코르티솔(부신피질 호르몬)이 상승하면서 하루의 리듬이 시작된다. 기상하는 시간은 수면 사이클에서 장과 뇌의 활동을 향상하기 위한 90분 주기의 시계로 교체하는 타이밍에 해당한다. 또한 약 7시간의 수면에서 깨어나 정신을 차리도록 하는 혈관 수축 호르몬의 활약으로 8시간 주기의 리듬이 시작하는 시간이다. 기상 후 한 시간은 90분, 8시간, 24시간 주기의 시계가 동시에 작용하는 중요한 시점이라 할 수 있다.

그렇다면 자면서 흐트러진 생체 시계를 다시 맞추고 오늘 하루의 업무 효율을 끌어올리기 위해 아침에 일어나 가장 먼저 해야 할 일이 무엇인지 정리해보자. 쉽게 말하면 기상 후 한 시간 동안의 루틴을 말한다.

우선 햇볕을 쬐는 것이 가장 중요하다. 기상 후 침대에서 일어나 물을 두 잔 정도 마신 후, 느긋하게 소변을 보자. 그리고 기지개를 켜서 뭉친 근육과 힘줄을 늘인 다음, 커튼을 걷어 햇볕을 쬐자. 이때 빛의 강도와 지속 시간이 중요한데 아침에 충분히 시간을 들여 밝은 빛을 쬐는 것이 좋다. 인간의 생체 시계는 생체 리듬의 길이를 약 25시간으로 설정해두고 있다. 이는 지구의 자전 주기와 한 시간 정도 차이가 나기 때문에 우리는 이 어긋난 시간을 매일 아침마다 수정해야 한다. 적어도 아침에 십 분 동안 밝은 빛을 쬐어야지만 어긋난 한 시간의 수정이 원활히 이뤄진다.

여담이지만, 늦어도 아침 11시까지 빛을 쬐는 것이 좋다고 한다. 왜냐하면 저녁 무렵부터 밤사이에 빛을 쬐면 생체 시계의 시곗바늘이 반대 방향으로 한 시간 늦춰져 버리기 때문이다. 이러한 일이 반복되면 리듬이 점점 어긋나서 생활 습관병을 일으킬 수 있다. 꼭 햇볕이 아니라도 좋다. 상황이 여의찮다면 형광등 불빛을 쬐는 것만으로도 충분한 효과를 얻을 수 있다. 그중에 특히 청색이 포함된 빛이 좋으니 참고해두자.

두 번째는 대상에 주의를 집중해 있는 그대로를 관찰하는 마음챙김, 즉 마인드풀니스mindfulness를 하자. 의자에 앉아 차분한 상태를 유지하고 여러 번 심호흡 한 다음, 눈을 감고 1~2분간 명상을 해보자. 교감신경과 부교감신경이 균형적으로 작용해서 어제 쌓인 피로가 말끔히 풀어질 것이다.

세 번째는 가벼운 운동을 하는 것이다. 일어난 후에 먼저 머리를 빗어 두피의 혈류가 잘 돌게 하고 산책을 나가자. 신선한 공기를 들이마시면서 몸에 무리가 가지 않는 선에서 산책하는 것이 가장 좋다. 라디오나 텔레비전의 체조 프로그램을 따라 하는 것도 생체 시계를 다시 맞추는 데 효과적이다.

네 번째는 아침밥을 꼭 챙겨 먹는 것이 중요하다. 중추 시계뿐만 아니라 말초 시계도 25시간 주기로 움직이고 있다. 아침 식사로 위장이나 간장에 있는 말초 시계의 시곗바늘을 맞추자. 하루 세 끼 중에서 특히 아침 식사가 가장 중요하다. 공복 시간이 길어질수록 말초 시계를 맞추는 식사의 효력이 강해지는데, 전날 저녁 식사와 그다음 날 아침 식사의 간격이 가장 길어지기 때문에 그만큼 효과가 큰 것이다. 그러니 아침밥을 꼭 든든히 챙겨 먹도록 하자.

식사량이 많을수록 시곗바늘을 맞추는 힘이 강해진다. 그 외에 커피나 허브차도 음식과 별개로 시곗바늘을 맞추는 효과를 기대할 수 있다. 상쾌한 느낌을 주는 레몬그라스나 페퍼민트, 저혈압인 사람에게 좋은 로즈메리 등 심신을 활성화하는 허브가 도움이 되니 알아두자.

1/f 변동 리듬을 의식하자

강물이 흐르는 소리, 나뭇잎이 바람에 흔들리는 소리, 하늘에 떠다니는 구름. 이러한 자연을 접하면 마음이 편안해지고 피로가 풀릴 때가 있다. 이와 같이 일정해 보이는 듯하면서도 예측할 수 없는 불안정한 리듬을 '1/f 변동 리듬' 또는 'f분의 1 진동'이라고 한다. 공통적으로 위와 같은 자연음이나 클래식에 주파수 변동이 1/f 변동 리듬으로 나타난다.

가만히 서 있을 때 느껴지는 몸의 진동, 반복해서 변화하는 혈압 수치, 지하철역에서 열차를 기다릴 때의 시간 변화. 이러한 모든 것들이 1/f 변동 리듬에 맞춰 흔들리고 있다. 1/f 변동 리듬은 자연계나 우리 몸의 생명 활동에서 보편적으로 관찰되는 현상이다. 이는 초 단위의 행동과 분, 시간, 일, 주 단위 등의 행동이 서로 닮았다는 것을 나타낸다. 대부분의 생명이 f분의 1 진동으로 흔들리고 있기 때문에 건강을 유지하거나 질병을 쉽게 발견할 수 있다. 예를 들어 뇌에서 내린 지령은 신경 전기 활동을 통해 발신되는데, 그 간격이 f분의 1 진동일 경우 짧은 입력 신호를 풀어 전체적인 상황을 파악할 수 있기 때문에 해독하기가 매우 쉽다.

생체 시계의 리듬군도 1/f의 구조를 가지고 있다. 아침의 5분 주기 시계의 리듬, 밤의 90분 주기 시계의 리듬, 24시간 주기의 생체리듬, 3·5일 주기의 작심삼일 리듬, 7일 주기인 일주일간의 리듬, 한달, 일 년, 1·3년, 5·10년 등 우리 몸에는 여러 가지 리듬이 존재한다. 그러므로 아침에 컨디션을 점검하면서 몸속 여러 리듬이 제대로 작동하고 있는지 확인하는 것이 좋다.

1/f 변동 리듬을 유지하기 위해 우리 몸의 리듬을 3으로 나눈 주기를 의식하면서 생활하면 컨디션을 조정하기 쉽다고 한다. 24시간 주기를 유지하기 위해서는 8시간 주기를 신경 써야 하며, 90분 주기를 유지하기 위해서는 30분 주기를 의식하는 것이 좋다.

집 안에서 간편하게 1/f 변동 리듬으로 편안함을 느낄 수 있는 방법에는 세 가지가 있다. 첫째, 자연계의 음이 있는 음원을 들어본다. 생체 리듬을 정돈하는 효과를 가져다줄 것이다. 둘째, 양초를 켜본다. 양초의 불꽃에는 1/f 변동 리듬이 있어 편안함을 준다. 셋째, 천연의 나무를 만져본다. 천연 나무의 살아있는 결을 보고 만지는 것만으로 깊은 편안함을 느낄 수 있다. 이처럼 소리 외에도 파동을 느낄 수 있는 방법이 많다.

매일 아침마다 자율신경, 호르몬, 면역 건강도를 스스로 평가하고, 생체 시계의 전반적인 상태를 점검하는 것을 일과로 삼자. 이를 위한 체크리스트를 표로 정리해 두었으니 참고하자.

생체 시계를 사용한 생활 치료

몸	마음
1. 규칙적인 기상 시각	**1.** 숙면과 충분한 수면 시간
2. 아침에 햇볕을 쬐자	**2.** 우울한 기분 해소, 기분 전환
3. 정해진 아침 식사 시각	**3.** 아침의 마음 챙김과 점심의 마음 방황(mind-wandering, 현재의 과제나 외부적인 사건에서 주의를 돌려 스스로 사고하는 현상)
4. 다양한 종류의 음식 섭취	**4.** 피로 회복을 위한 목욕
5. 장의 상태를 점검하고 변비를 개선	**5.** 공들여 하는 마사지
6. 몸에 맞는 운동 시각	**6.** 자기 전에 마음을 안정시키기 위한 노력
7. 발에 맞는 운동화 준비	**7.** 몸에 맞는 베개와 침대, 잠옷

일이 잘 풀리는 골든 타임은 하루에 몇 번?

오전 10~11시를 넘긴 무렵이 일하기에 가장 이상적인 시간대다. 생체 시계가 올바르게 조정돼 자율신경이나 호르몬의 작용이 활성화하는 시간이기 때문이다. 그리고 뇌의 활동 또한 상승해 기획을 하거나 아이디어를 떠올리는 등 창의력을 발휘해야 하는 일이 잘 풀리는 편이다.

점심 식사 후에 짧은 낮잠을 자면 오후에 일을 더 효과적으로 처리할 수 있다. 12시 이후에 점심을 먹고 난 뒤 졸음이 밀려오면 30분 정도만 잠시 눈을 붙여보자.

다시 일을 시작하는 오후 1~3시도 정신적인 활동이 활발해지고 체력도 가장 좋아지는 때다. 이때 효율적으로 일을 처리하려면 90분 주기를 신경 쓰고 90분마다 잠시 휴식을 취하는 것이 좋다. 중간에 쉬지 않고 일을 지속한다면 집중력이 떨어지기 쉽고, 자율신경의 작용도 흐트러질 수 있다.

우리는 24시간 주기의 생체 시계인 생체 리듬을 16개로 구분한 단위, 즉 90분을 주기로 밤낮을 가리지 않고 휴식과 활동을 계속하고 있다. 일하다가도 그 정도 시간이 지나면 차나 간식거리가 생각나기도 한다. 또 새로운 아이디어가 떠오르는 타이밍, 신경을 사용하는 작업을 할 때 작업 효율의 변동, 인지나 행동 기능이 활성화하는 주기 또한 약 90분이다. 이 시간은 환경에 적응하고 생명을 계속 유지하는 데 필수 불가결한 리듬이다. 90분 주기의 시계는 '크라이cry'라는 시계유전자가 관여하고 있다. 인류는 위의 시계와 시계유전자를 이용해 새로운 환경에 순응하고 적응해왔다.

우주 비행사이자 의학자인 무카이 지아키가 리더로 있고, 내가 소속된 연구 팀에서 국제우주정거장ISS에 반년간 머문 우주 비행사 열 명의 자율신경 활동을 분석해봤다. 이 조사에서 맥박 수나 부교감신경에 24시간 주기와 90분 주기의 리듬이 관찰됐는데 흥미로운 사실은 90분 주기의 리듬이 지상에 있을 때보다 세 배나 강하게 나타났다는 점이다. 미지의 환경에 적응하기 위해서 90분 주기의 시계를 구사할 필요가 있다는 사실이 밝혀진 것이다.

점심 식사 후
15분간 낮잠을 즐기자

졸음이 약 24시간을 주기로 밀려오는 것은 생체 시계 때문이다. 숙면을 취하기 위해서는 이를 이해하고 효과적으로 이용할 줄 아는 것이 중요하다.

인간의 수면에는 약 24시간 주기도 있지만 약 12시간 주기라는 또 다른 졸음이 밀려오는 사이클이 있다. 졸음은 오전 2~3시에 가장 심하게 몰려오고 다음으로 오후 2시쯤에 또다시 찾아온다. 그렇기에 낮잠을 자는 것은 생체 리듬의 측면에서 보면 매우 자연스러운 일이다. 낮잠을 15분 정도 푹 잔다면 오후에 해야 하는 업무에 집중할 수 있고 효율을 높이는 방법인 셈이다.

고등학생을 대상으로 한 조사에 따르면, 낮잠 습관을 가지고 있는 사람들의 대학 입시 센터 시험의 성적이 꾸준히 올랐고 양호실 이용자가 감소한 것으로 나타났다. 그리고 그 외에도 위험이 따르는 야외 육체노동자의 경우, 15~30분 정도 낮잠을 자는 것이 주의력을 유지하는 데 효과적이라고 알려져 있다. 또 고령자의 경우 알츠하이머병을 예방하는 효과가 있다는 보고도 있다. 하지만 낮잠을 30분 이상 잔다면 기상 후 쌓아온 수면 호르몬을 전부 사용해 버려 밤에 잠을 이루지 못하는 원인이 되기도 한다. 특히 불면증이 있는 사람이라면 수면 호르몬 자체가 원래 적기 때문에 오랜 낮잠은 금물이다.

낮잠을 오래 자면 밤 수면에 영향을 끼치기 때문에 되도록이면 오후 3시 전에 끝마치고, 시간도 15~30분 정도에 그치는 것이 가장 좋다. 30분 이상 자게 되면 밤에 사용해야 하는 수면 호르몬이 감소해버릴 뿐만 아니라, 눈을 뜨고 일어난 후에도 작업 효율을 원래대로 되돌릴 때까지 많은 시간이 걸린다. 그러니 낮잠을 자기 전에 맛있는 차를 한 잔 마시자. 적어도 30분 뒤에는 카페인이 작용해 저절로 눈이 떠질 것이다.

내장 지방이 쌓이지 않으려면

시계유전자인 BMAL1 유전자가 제어하는 생체 리듬은 밤 10~12시에 최고조에 달했다가 오후 2~4시에 최저치를 나타낸다. 이때 BMAL1 유전자는 음식을 내장 지방이나 간에 축적하는 또 다른 임무를 수행한다. 그렇기에 저녁 식사를 거창하게 먹는 우리 현대인의 식생활은 내장 비만이나 지방간을 증가시키기 쉽다.

저녁을 배불리 먹으면 BMAL1 유전자가 극도로 늘어나게 되는데 이때 먹은 음식들을 내장 지방으로 축적하려 한다. 하지만 반대로 생각해보면 오후 3시는 BMAL1 유전자의 작용이 약하기 때문에 간식을 먹기에 가장 이상적인 시간임을 알 수 있다. 머리를 많이 쓰는 일을 하는 사람은 이 시간에 간식 등의 음식을 섭취해 뇌에 영양분을 공급해주도록 하자.

전전두피질을 이용한 마인드풀니스

힘든 일을 하는 사람일수록 압박감을 많이 느낀다. 하지만 그런 압박감 속에서 어떻게 행동하느냐에 따라 그 사람의 가치가 결정된다. 여기서 압박감이란 대뇌변연계와 뇌간에 위치한 자율신경 뇌의 긴장이 현저히 높아진 상태를 말한다. 이를 억누를 수 있는 것이 뇌의 전전두피질prefrontal cortex 영역이다. 인류가 지구상에 그들의 시대를 구축할 수 있었던 이유는 진화 과정에서 전전두피질에 있는 성능이 좋은 부분을 발달시켰기 때문이다.

어려운 과제에 직면해 지금 당장 답을 해야만 하는 상황에 내몰렸을 때, 어떤 식으로 문제를 처리해야 할까? 이를 재빠르게 판단하는 것이 대뇌변연계와 뇌간에 위치한 자율신경 뇌의 역할이다. 그래서 인간은 해결법으로 진화 과정에서 뇌 영역의 판단을 제지하고 뒤로 미루는 방안을 개발했다. 곧바로 답하지 않고, 심사숙고하는 기술을 익힌 것이다. 이것이 전전두피질의 작용이다. 그렇기에 압박감 속에서 경기의 질을 높이려면 대뇌변연계와 뇌간의 즉각적인 판단을 제재하고, 전전두피질을 이용해 깊이 생각하는 능력을 키우는 것이 중요하다.

뇌의 전전두피질 영역

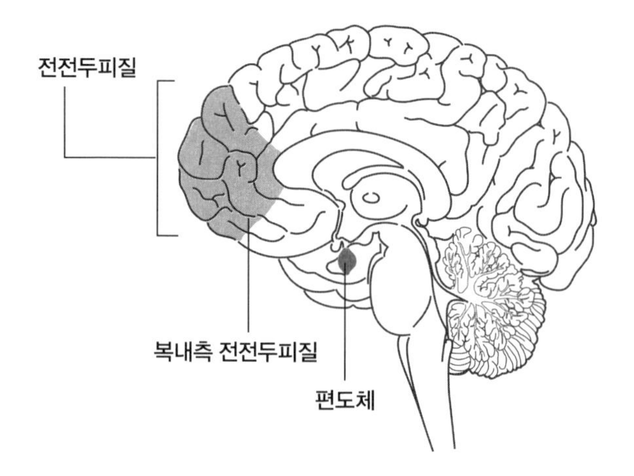

전전두피질은 전두엽의 앞부분을 덮고 있는 대뇌피질을 가리킨다. 사람의 생존 본능과 성격이 이 부위와 연관되어 있다. 여기서 생각하는 것과 행동하는 것을 조율하는 일을 담당한다.

전전두피질을 단련하기 위해선 매일 마음을 차분히 가라앉히는 시간을 갖는 것이 좋다. 예를 들어 좋아하는 음악을 듣거나 스포츠를 즐기는 것, 그리고 명상하는 것(마인드풀니스)으로 자기 스스로를 파악하고, 무의식 상태에서 자연스레 떠오르는 생각을 받아들인다. 그렇게 하면 환경의 변화에 동적으로 대응하는 적응력이 전전두피질에 갖춰질 것이다.

마인드풀니스는 아침(자율신경이 야간형에서 주간형으로 바뀌는 시간대)과 저녁(주간형에서 야간형으로 바뀌는 시간대)에 하는 것이 효과적이다. 그중에서도 아침에 하는 것이 특히 도움이 된다.

낮의 주인공,
안와전두피질

낮에 일의 효율을 높이는 비결은 뇌의 전두엽에 있는 안와전두피질 OFC을 얼마나 잘 활용하느냐에 있다. 뇌의 정중앙에 할선을 그어서, 껍데기가 달린 호두가 좌우 대칭으로 쪼개진 모습이라 생각해보자. 거기서 호두의 앞부분이 전두엽에 해당한다. 맨 앞쪽 좌우의 갈라진 부분에 숨어있는 부위가 내측 전전두피질mPEC, 맨 앞쪽 바깥면 부분이 배외측 전전두피질dl-PEC이다. 그리고 전두엽의 맨 앞쪽 아랫부분이 안와전두피질이다.

인간의 전두엽을 매우 크게 확대해 보면 앞쪽 아랫부분이 권투 글러브처럼 둥근 모양을 하고 있다. 안와전두피질은 딱 권투 글러브의 손가락 끝부분에 해당한다. 그리고 눈과 가까운 곳에 위치해 있어 해부학 용어에서 눈을 뜻하는 '안와'라는 명칭이 붙었다.

잠재의식에서 위험하다고 신호를 보냈을 때, 이를 처리하기 위해 나서는 것이 안와전두피질이다. 나쁜 예감이나 수상한 느낌을 받으면 안와전두피질은 철저히 거기에만 주의해서 그 불확실하고 복잡한 무언가를 자신도 모르는 사이에 처리한다. 그리고 그 분석 결과를 직감으로 전달한다. 보이지 않지만 지금 눈앞에 닥친 위험을 피

뇌의 안와전두피질 영역

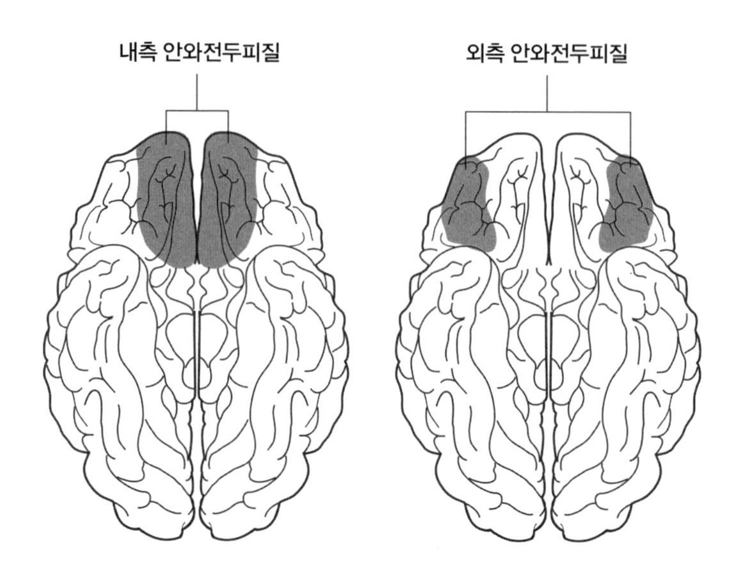

내측 안와전두피질은 디폴트 모드 네트워크의 리더로 불안이나 흥분을 억제한다. 외측 안와전두피질은 무언가 나쁜 예감이나 수상한 느낌이 드는 상황을 알아차리고 불확실하고 복잡한 것을 무의식중에 처리한다.

하기 위해서는 안와전두피질의 작용이 반드시 필요하다. 그밖에도 또 다른 중요한 작용을 하는데 일과 사물의 가치를 파악해서 좀 더 나은 선택을 하는 것이다. 그리고 상대방의 표정을 잘 간파하고 곤경에 처했을 때 유연하게 대책을 찾는 일도 한다.

안와전두피질은 디폴트 모드 네트워크의 일원이고 정보와 경험을 바탕으로 결단을 내리는 내측 전전두피질과 항상 연락을 주고받으면서 작동한다. 마음 방황을 하며 멍하니 있을 때, 문득 생각지도 못한 아이디어가 떠오르는 것도 안와전두피질 덕분이다. 그러므로 일의 효율을 올리려면 직관력을 단련하는 것이 중요하다.

안와전두피질 단련에는 약간의 요령이 필요하다. 마음에 여유를 갖는 동시에 자극하려고 노력해야 한다. 여유를 가지려면 우선 잠을 푹 자야 한다. 그리고 조용한 곳에서 시간을 보내고, 클래식 음악을 들으면서 불안이나 고민을 털어버리는 것이 좋다. 파란색이나 녹색을 보며 마음을 차분히 가라앉히고, 생체 시계를 조정하면서 자율신경, 호르몬, 면역 기능을 향상할 수 있는 생활 치료를 해보길 바란다.

35분 동안 집중해서 일한 뒤 10분 동안 휴식하는 등 90분 주기를 의식해 생활에 변화를 주고 의욕이 나지 않더라도 일단 무엇이든 시작해보자. 그러다 보면 어느새 90분 리듬이 싹트기 시작할 것이다. 업무 특성상 주기를 맞추는 게 어렵더라도 일을 시작한 지 80분이 지나면 일단 하던 동작을 멈춰보자. 한 자리에서 90분 이상 일을 하지 않는 습관을 기르는 것이 좋다. 그런 다음 마음을 조금씩 자극해보자. 어렵다고 생각한 일에 맞서 싸우는 용기를 갖고 최선을 다했을 때 어떻게든 이룰 수 있는 난이도의 일을 해보는 것이다. 이렇게 매일 시간을 내서 여유와 자극을 반복한다면 안와전두피질이 확실히 단련될 것이다.

직감적인 발상을 떠올리자

업무 성과를 올리기 위해서는 직감적인 발상력이 필요하다. 대부분의 사람들은 위기가 다가올수록 긴장감과 초조함에 스트레스가 늘어난다. 하지만 오히려 그런 극한의 상황에서 기발한 아이디어가 떠올라 일이 생각지도 못한 방향으로 풀릴 때가 있다. 극도의 긴장감이 오히려 도움이 된 것이다.

마음을 흐트러트리는 것을 전부 차단하고, 문제 해결에만 초점을 맞춰 집중하다 보면 갑자기 좋은 아이디어가 떠오르는 법이다. 이를 담당하는 것도 안와전두피질이다. 여기서 생각난 발상은 대부분 기발하고 신선하다. 어설픈 생각으로 만들어낼 수 있는 것이 아니기 때문에 평소에 꾸준히 단련하는 것이 필요하다.

반면 안와전두피질 근처에 있는 전두엽의 내측 전전두피질 영역은 경험이나 지식을 바탕으로 다양한 발상을 만들어내는데, 이는 대부분 뻔한 것들이다. 직감적인 발상력을 향상시키기 위해서는 5분 주기 시계와 90분 주기 시계, 이렇게 두 개의 생체 시계를 효율적으로 활용하는 것이 좋다. 이는 단조로운 일만 계속 하는 것이 아니라, 5분 또는 90분 간격으로 변화를 주는 것이다.

예를 들어 90분마다 머리를 식히고 잠시 멍하니 있어보자. 음악에 귀를 기울여보는 것도 좋다. 나는 리스트의 '라 캄파넬라'를 즐겨 듣는다. 이 곡은 5분 정도 되는 길이의 피아노곡으로 기분 전환에 딱 좋다. 아니면 90분마다 누군가와 짧게 대화를 나누며 잠시 숨을 돌리거나 사무실 주변을 한 바퀴 돌면서 꽃이라도 구경해보는 것도 좋다. 5분 주기 시계와 90분 주기 시계는 활력을 높이기 위해 우리 몸속에 존재하는 초주일리듬ultradian rhythm이다. 이 두 가지를 자극하면 안와전두피질이 활발해져 내측 전전두피질이 적당히 억제돼 직감적 발상이 더 잘 떠오를 것이다.

뇌에서 판단한 최고의 선택들

어느 날 갑자기 직장에서 자리를 이동하라는 통보를 받았다고 하자. 본사에서 지사로 옮기라는 지시를 받았고 이건 아무래도 좌천되는 분위기다. 너무나도 갑작스러운 상황에 머릿속이 새하얘져서 무슨 말로 대답해야 할지 몰라 우리는 잠시 머뭇거리고 만다.

이런 갑작스러운 판단을 해야 할 때, 뇌의 반응은 세 가지로 나뉜다. 우선 즉각적으로 위협을 감지하는 뇌 회로가 작동하고, 이어서 상황을 인지하는 스위치가 켜진다. 그리고 지금까지의 경험을 떠올려 정확한 판단을 위해 기억을 담당하는 뇌 영역이 작동하기 시작한다. 이런 식으로 앞으로 일어날 사태를 예측하고, 한순간에 최고의 선택을 내릴 수 있도록 뇌에서 판단한다.

이때 작용하는 것이 안와전두피질이다. 안와전두피질은 무의식적으로 대뇌피질 아래의 네트워크를 고속회로로 돌린다. 그러려면 안와전두피질의 성능을 향상시키는 훈련이 필요하다. 예측하지 못한 사태를 미리 가정해놓고 마음속으로 리허설을 하면서 지금이 스킬을 강화할 절호의 기회라고 생각하며 연습해 두는 것이다. 참고로 단련하기 좋은 시간대는 아침이니 참고해두자.

다음으로 한 번에 여러 개의 과제를 처리하거나 복잡하게 얽히고 설킨 문제를 해결하기 위해서는 뇌의 두 가지 영역을 적절히 활용해야 한다. 경험과 지식으로 '의식'을 제어하는 배외측 전전두피질과 그 흥분 상태를 제어하면서 '무의식'의 세계를 총괄하는 안와전두피질 영역을 말한다. 이 두 영역을 연계하면 주위 환경이나 상황에 맞춰 과제를 처리하는 것이 가능해진다.

의식의 세계를 담당하는 뇌dl-PEC의 회로는 우리가 생각하는 것보다 느리다. 천천히 움직여 생각할 시간을 만드는 중이기 때문이다. 반면 무의식의 세계를 담당하는 뇌OFC의 회로는 매우 빠르다. 순간적인 판단과 즉각적인 의사결정이 필요한 긴급 사태에 대한 대응을 담당하기 때문이다. 그렇기에 복잡한 업무를 처리하려면 배외측 전전두피질을 일시적으로 억제하고 안와전두피질을 주인공으로 삼아 뇌 회로를 빠르게 돌리는 연계 플레이를 사용하는 것이 중요하다.

그렇다면 배외측 전전두피질 영역을 단시간 동안 억제하는 훈련은 어떻게 해야 할까? 이를 위해 5분 정도의 짧은 시간 동안 집중하는 연습을 해보자. 또는 60분마다 한 번씩 5분간 기분을 전환하는 연습을 해보자. 구체적으로는 잠시 밖으로 나가 푸른 하늘을 쳐다보거나 사무실 안에 놓인 관엽 식물에 눈길을 주는 방법 등이 효과적이다. 그리고 이를 억제하는 훈련은 저녁 시간에 진행하는 것이 더 효과가 크기 때문에 침대에 누워 잠들기 전에 5분 동안 마음의 시간 여행을 하며 상상의 나래를 펼쳐보자.

그리운 기억으로
몸과 마음을 힐링하자

때로는 머리를 비우고 마음을 재충전하는 시간을 갖는 것도 좋지만, 다시 활발히 활동하기 위해 반대로 뇌와 마음을 채우는 것도 필요하다. 멍한 상태에서 활기찬 모양으로 마음의 스위치를 바꾸는 작용을 뇌에 있는 대뇌섬피질 영역이 담당하고 있다. 대뇌섬피질은 전두엽과 측두엽의 아래쪽에 있는 대뇌피질 부위를 말한다. 안쪽에 자리했기 때문에 전두엽과 측두엽을 양쪽으로 젖히거나 혹은 제거했을 때만 볼 수 있다. 우리 몸과 마음을 연결시켜 특정 감정을 표현할 때 활성화되는 이 영역은 업무 효율을 올리기 위해서 평소에 단련할 필요가 있다.

대뇌섬피질을 단련하는 방법은 그리운 기억을 떠올리는 것이다. '점심에 식당에서 나온 음식을 먹었더니 문득 어릴 적 엄마가 해 주신 그 맛이 떠올랐어', '등산 갔을 때 가파른 길을 올라 정상에 선 순간 붉은 산철쭉이 흐드러지게 피어있는 모습을 보고 기분이 참 좋았어'라는 식으로 말이다. 기분이 좋아지는 그리운 기억에 잠기는 행동이 마음의 스위치를 바꾸는 데 좋은 연습이 된다. 오전 11시에서 오후 3시나 오후 5~7시에 하면 더욱 효과적이다.

뇌의 대뇌섬피질 영역

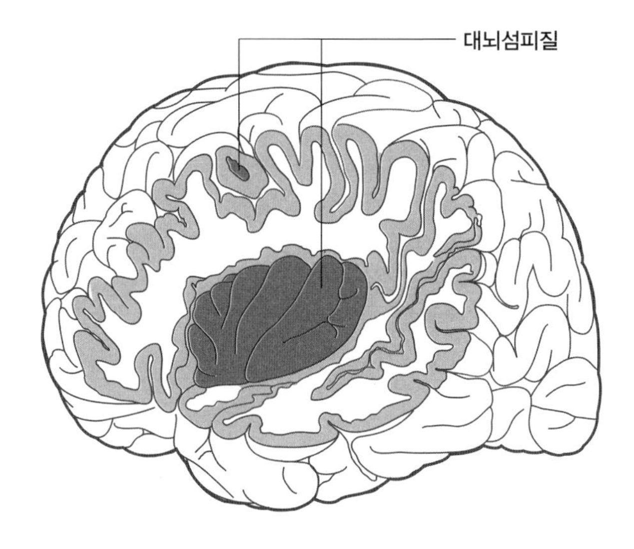

대뇌섬피질은 신체 내부와 외부에서 들어오는 모든 정보를 수신하는 뇌의 영역이다. 정보를 비교하면서 변해가는 상황에 알맞게 대처한다. 이 뇌 영역이 바로 마음이 있는 곳이다.

그리고 대뇌섬피질은 신체 내부에서 들어오는 정보(근육의 유연성이나 위장의 상태 같은 무의식의 세계)와 신체 외부에서 유입되는 정보(사내 분위기나 업무의 진척 상황 같은 의식적인 분석 사고)의 양쪽을 비교해가며 균형적으로 상황에 대처하기도 한다.

커뮤니케이션 능력의 중요성

인간의 능력 가운데 주목해야 하는 재능 중 하나가 바로 커뮤니케이션이다. 다른 동물에 비해 몸집도 크지 않고 운동 능력도 떨어지는 인간이 그들의 시대를 세울 수 있었던 가장 큰 이유는 강력한 커뮤니케이션 능력 때문이다. 커뮤니케이션의 중심 역할을 담당하고 있는 영역이 뇌의 중격핵이다. 중격핵nucleus accumbens은 대뇌피질 아래에 모여있는 신경 세포 무리를 말한다. 이곳은 도파민 회로의 일부로 쾌락과 중독의 중추로도 불리며, 변연계에 속해 있다. 직장인의 업무 효율을 끌어올리기 위해 평소에 단련해두는 것이 중요하다.

그리고 뇌의 중격핵을 활성화하는 데는 보디랭귀지가 효과적이다. 예를 들면 악수가 있다. 사람은 악수를 이용해 상대방에게 자신이 유능하고 신뢰할 수 있는 인물이라는 느낌을 전달할 수 있다. 그리고 남들이 자신에게 가졌을지도 모를 부정적인 감정을 버리게 하고, 긍정적인 협력 관계를 구축할 수 있도록 한다. 이처럼 보디랭귀지는 무의식중에 이뤄지는 풍부하고도 보편적인 언어이며, 이미 음성이나 문자를 초월한다. 악수의 효과가 가장 크게 나타나는 시간대는 점심 식사 전인 11~12시와 오후 3~7시라고 한다.

뇌의 중격핵 영역

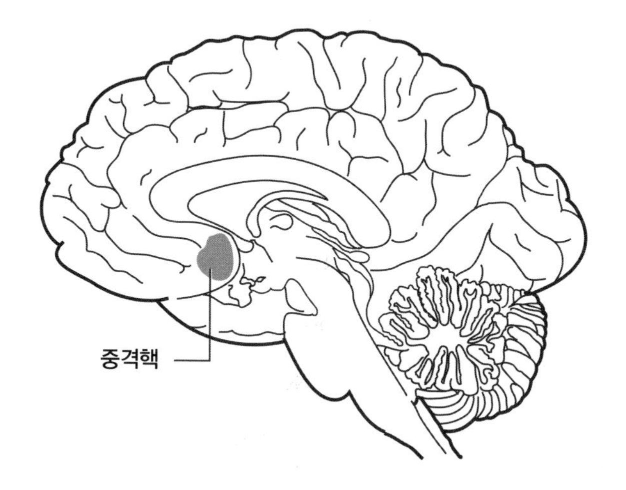

중격핵은 자극에 반응하거나 그 자극을 강화하는 역할을 하며 이런 활동에 따라 집중력에 차이가 생긴다. 도파민이 작용하는 범위에 들어가는 중격핵은 커뮤니케이션 능력을 향상하는 데 도움이 되는 뇌 영역이다.

또 다른 낮의 주인공 마음의 시간 여행

일하다가 높은 벽에 부딪혔을 때나 그 벽을 뛰어넘을 영감이 필요할 때는 '마음의 시간 여행'을 보내는 것이 효과적이다.

사실 우리는 낮 시간 중 절반 정도를 멍한 기분으로 보낸다. 그리고 밤에 잠들어있는 시간 동안에는 현실과 동떨어진 꿈나라에 빠져들어 다른 세계를 여기저기 돌아다닌다. 이처럼 우리는 무언가에 집중하고 있는 상태와 멍하니 다른 생각을 하는 상태를 오가면서 생활하고 있다.

파동학은 하루 단위로 1/f 변동 리듬을 유지하는 것이 생명의 질을 높이는 데 필요하다고 본다. 무언가에 집중할 때가 $1/f^2$ 파동, 멍하니 다른 생각을 하고 있을 때가 1/f 파동이라고 한다면, 평균을 냈을 때 1/f 변동 리듬이 된다.

여기서 마음의 시간 여행이란 마음속에서 과거와 미래를 자유롭게 오가는 것을 말한다. 당연히 어디든 마음대로 갈 수 있다. 마음속에서는 과거, 현재, 미래가 모두 이어져 있기 때문에 언제 어디서나 우리는 상상을 통해 다양한 세계를 경험할 수 있다. 이는 인간이 지닌 고유의 능력이므로 이를 쓰지 않을 이유는 전혀 없다.

'마음의 시간 여행Mental Time Travel'이라는 명칭은 오클랜드대학교 심리학부의 마이클 코벌리스Michael Corballis 명예 교수와 그의 제자인 토마스 서든도프Thomas Suddendorf 부교수가 만들어냈다. 1997년에 발표한 논문에서 "마음의 시간 여행만큼 뛰어난 창조성을 발휘하는 심리 상태는 없으며, 이때 인간은 지성과 직감을 통합해 영감을 끌어낸다. 마음의 시간 여행은 창조성의 원천"이라 말하고 있다.

2001년에 워싱턴대학교 의학부의 방사선 신경과 교수인 마커스 라이클Marcus Raichle이 마음의 시간 여행을 담당하는 신경망을 특정해서 이를 '디폴트 모드 네트워크'라고 이름 지었다. 멍한 심리 상태일 때 마음의 시간 여행을 하는 경우가 많기 때문에 이를 '마음 방황'이라고도 부른다.

과학이 발전하면서 인간은 기능적 자기공명영상fMRI이나 양전자단층촬영PET을 이용해 뇌의 활동을 영상으로 보고, 심리 변화를 측정할 수 있게 되었다.

라이클 교수가 발견한 사실은 전 세계를 경악하게 만들었다. 그때까지만 해도 일을 하거나 글을 읽거나 누군가와 대화를 나누는 의식적인 행동을 할 때만 뇌가 활동한다고 여겼는데, 사실은 멍하니 있을 때 오히려 뇌가 더 활발히 움직인다는 진실이 밝혀진 것이다. 생각해보면 마음의 시간 여행은 기억, 시간, 이야기, 수면, 꿈, 창조성 등 다양한 심리 상태를 오가기 때문에 어쩌면 당연한 말일지도 모른다. 마음의 시간 여행은 전두엽, 측두엽, 두정엽에서 시상, 변연계까지 네트워크를 형성하고 있어서 앞으로 일어날 수 있는 일에 대응할 수 있도록 준비를 갖추고 있는 상태다. 그리고 측두엽에 있는 해마에 '시간의 의식'을 전달해 기억을 불러일으키고 미래를 창조한다. 그러니 일하다 막힐 때는 차라리 아무 생각도 하지 말고 멍하니 마음을 비워보자.

마음의 시간 여행이 창조성의 근원으로 작용하는 효과에는 약 24시간의 주기가 존재한다. 비교적 흔한 생각은 아침보다 저녁에 더 많이 떠오르지만, 어려운 문제를 해결할 영감이 떠오르는 시간대는 크로노 타입(아침형 인간인지 저녁형 인간인지)에 따라 달라진다. 아침형 인간은 아침에, 저녁형 인간은 저녁에 마음의 시간 여행을 하면 머리가 맑아진다. 지금까지의 경험을 토대로 자신에게 영감이 잘 떠오르는 시간대가 언제인지를 파악하고, 그에 맞게 하루 리듬을 조절하는 것이 중요하다. 자신의 크로노 타입을 알고 싶다면 '뮌헨 크로노 타입 테스트MCTQ'를 한번 해보기 바란다.

마음의 시간 여행에서 얻는 영감은 생체 시계가 우리에게 주는 선물이다. 영감은 약 24시간 주기 말고도 90분, 8시간, 12시간 주기 등으로 다양하게 나타나기 때문에 일하다 막히더라도 포기하면 안 된다. 심지어 주기가 5년, 10년 또는 21년인 경우도 있다.

1905년 6월에 아인슈타인은 특수 상대성 이론을 발표했는데, 1916년 3월에 이를 더욱 발전시켜 시공간의 뒤틀림에 관한 일반 상대성 이론을 주장했다.

마음의 시간 여행 능력을 갈고닦아 번뜩이는 아이디어를 떠올리려면 뇌뿐만 아니라 심리 변화도 중요하다. 평소에 다음과 같은 여섯 가지 행동을 해보자.

1. 크게 소리 내어 웃는다.

2. 진심으로 하고 싶은 일을 의식하고 행동한다.

3. 자신을 긍정한다.

4. 즐거운 대화를 많이 한다.

5. 좋아하는 음악을 듣고, 독서나 스포츠를 통해 감동적인 경험을 쌓는다.

6. 자연을 접하며 오감으로 만끽한다.

자율신경인 교감신경과 부교감신경을 단련하면 육감이 발달할 수 있다. 이때 육감 발달을 위한 방법 중 효과적인 것이 신체를 단련하는 것이다. '피곤해, 힘들어, 이제 그만할까, 조금만 더 힘내 볼까' 등의 갈등을 겪으면서 포기하지 않고 몸을 꾸준히 훈련시킨다면 자율신경이 단련될 것이다. 그와 함께 육감도 발달해 무의식의 감이 점차 향상하는 것을 몸소 느낄 수 있을 것이다.

아침형과 저녁형 인간의 차이?

아침형 인간은 아침 일찍 일어나 맑은 정신으로 이른 오전 시간대부터 활동적으로 움직이는 사람을 말한다. 그러다 이른 저녁이 되면 피곤함을 느끼고 일찍 잠자리에 든다. 반면 저녁형 인간은 아침에 좀처럼 일어나지 못하고, 기상 뒤에도 머리가 멍해서 오전 중에는 컨디션이 좋지 못해 제대로 된 활동을 하지 못한다. 그러다 저녁이 되면 그제야 활동적으로 변해 밤늦게까지 졸음을 느끼지 못하는 사람을 말한다.

아침형이든 저녁형 인간이든 과하게 한쪽으로 치우쳐 일반적인 생활이 어려운 사람이라면 전진형 수면 장애와 지연형 수면 장애를 갖고 있을 가능성이 있다. 그 원인을 보면 생체 리듬을 만들어내는 시계유전자에 문제가 있다. 전진형 수면 장애는 시계유전자 피리어드3에, 지연형 수면 장애는 시계유전자 피리어드2나 클록에 생긴 유전자 변이가 원인인 것으로 알려져 있다. 아침형과 저녁형 인간은 자율신경이나 호르몬 같은 생체 리듬이 절정에 달하는 시점이 2시간 정도 차이가 나는데, 그 원인은 앞에서 말했듯이 시계유전자의 이상이다.

앞서 말했듯이 아침형인지 저녁형 인간인지를 조사할 수 있는 뮌헨 크로노 타입 테스트가 있다. 이 테스트 점수를 통해 아침형 인간은 생체 리듬의 하루가 짧고, 반대로 저녁형 인간일수록 길다는 사실이 알려졌다. 이를 통해 생체 리듬의 시스템이 아침형과 저녁형에 관련되어 있다는 것을 확인할 수 있다.

저녁형 인간은 취침과 기상 시각이 늦은 생체 리듬을 갖고 있다. 통근이나 통학 같은 사회적 제약 때문에 일부러 일어나는 시간에 맞춰 일찍 잠자리에 들려고 해도 자율신경이나 호르몬의 리듬이 준비되지 않아 좀처럼 잠들지 못한다. 자더라도 얕은 잠으로 인해 오히려 수면 시간이 짧아져버린다.

저녁형 인간은 부족한 잠을 주말에 몰아서 자려고 하지만, 오히려 수면 리듬이 한층 더 어긋나는 역효과가 발생한다. 이런 생활이 반복되다 보니 저녁형 인간은 종종 시차증과 비슷한 상태에 빠져서 의욕이 저하되고 업무 효율이 떨어질 뿐만 아니라 일을 하다 실수를 범하게 되고, 식욕 저하나 변비, 나른함과 같은 증상이 쉽게 나타나게 된다. 심한 저녁형 인간일수록 불면증과 우울한 기분에 휩싸이기 쉽다고 알려져 있다.

그렇다면 아침형 인간과 저녁형 인간 같은 생체 리듬의 지향성은 생활 습관을 고치면 바꿀 수 있을까?

함께 산 세월이 길수록 수면 습관이 유사해지지 않을까 하는 가정으로 진행된 조사 결과를 소개해보고자 한다. 이 조사는 평균 17

년간 함께 산 부부 225쌍을 대상으로 진행됐다. 결과적으로 보면, 오랫동안 함께한 배우자의 수면 습관은 서로에게 거의 영향을 미치지 않았다. 몇 년을 함께 살아도 취침이나 각성 시각에서 유사한 경향이 나타나지 않았기 때문에 건강을 유지하려면 설령 부부라 할지라도 서로가 지닌 생체 리듬의 특성과 수면 습관을 존중해야 한다는 결과가 나왔다.

바쁠 때는 저녁 식사를 두 번으로 나누자

배꼽시계를 효율적으로 작동시키기 위해서는 하루 식사 횟수가 많을수록 좋다는 사실이 밝혀졌다. 두 번보다는 세 번, 세 번보다는 네 번이 훨씬 효과적이다. 그렇기에 저녁 식사를 두 번으로 나눠서 먼저 가볍게 배를 채운 뒤에 일을 다시 시작하면 오후 4~6시부터 18시까지 업무의 효율이 올라가는 것을 볼 수 있다.

하지만 네 번째 끼니인 야식을 먹는 시간이 너무 늦어지는 것은 우리 몸에 좋지 않다. 야식과 다음 날 아침 식사의 간격이 짧아질수록 생체 시계의 작용이 약해지기 때문이다. 영어로 'Breakfast'인 아침 식사는 공복fast을 중단break한다는 의미를 가진다. 이는 공복 시간이 길어질수록 식사가 생체 시계에 미치는 힘이 강해진다는 것을 나타낸다. 야식은 너무 늦지 않게 적어도 오후 8시쯤에는 먹도록 하자.

하루의 끝,
저녁을 소중히 하자

하루의 효율을 끌어올리기 위해서는 기상 후의 한 시간 외에도 근무 시작 전과 일과를 마친 저녁 시간을 어떻게 보내는지가 중요하다. 근무를 시작하기 전의 시간을 어떻게 보내느냐는 자율신경, 호르몬, 면역 기능을 어떻게 향상할 것인가에 핵심이 있다.

우선 출근할 때 자신의 발에 맞는 신발을 신었는지 확인하자. 발바닥에는 몸속 자율신경의 싹이 고개를 내밀고 있다. 올바른 자세로 걷고 발바닥에 적당한 자극을 주면 오장육부의 자율신경이 균형을 바로잡기 시작한다. 적당한 자극으로 인해 활성화된 자율신경은 호르몬을 향상시킨다. 결국 자율신경, 호르몬, 면역 건강 유지를 위한 세 개의 기둥은 발바닥에서부터 시작하는 것이다. 그렇기 때문에 발가락 끝에 여유가 있고 엄지발가락과 새끼발가락이 꽉 조이지 않는 사이즈의 신발을 신기 바란다.

다음으로 하루 일을 마친 저녁 시간을 이상적으로 보낼 방법 또한 궁리해보자. 먼저 집에 돌아와 위에 부담이 가지 않도록 18시쯤에 저녁 식사를 하는 것이 가장 좋다. 당질과 지방은 줄이고, 생선이나 채소 위주의 식사를 한다. 식후에는 긴장을 풀기 위해 마사지를 하거나 음악을 듣는 시간을 갖자. 그 후 욕조에 너무 뜨겁지 않은 물을 받아 목욕을 즐기고, 몸에 맞는 베개나 침대, 잠옷을 선택한다. 이러한 작은 노력들이 중요하다.

하루 일을 마치고 저녁 욕조에 느긋하게 몸을 담그고 있을 때 갑자기 좋은 생각이 떠오른 경험이 한 번쯤 있지 않은가. 저녁 시간을 소중히 하면 생각지도 못한 아이디어가 떠오를지도 모른다.

효율을 높이는 진짜 주인공, 밤잠

최근 몇 년 사이에 건강 과학 분야가 크게 발전했다. 지금까지의 여러 발견을 토대로 업무나 일상의 효율을 높이는 비결은 낮보다도 밤잠에 있다. 생체 시계의 밤의 주인공은 신경아교세포다. 뇌의 생체 시계에 있는 시계 세포를 보면 낮에는 뉴런이 주인공이지만, 밤에는 신경아교세포의 일종인 별아교세포가 주된 역할을 한다. 뉴런과 별아교세포는 서로 협동해서 24시간 주기를 형성하고, 아침과 점심, 저녁 같은 시각을 결정하는 것이다.

숙면을 유도하는 것도 신경아교세포로, 그중 별아교세포의 작용이 서파 수면이라 불리는 깊은 잠을 만들어낸다. 여기서 서파 수면은 생활 습관병이나 암을 예방하는 역할을 한다. 시계유전자와 협동해 면역력을 향상하고, 한낮의 자외선, 대기오염, 인간관계 등에서 비롯된 스트레스로 손상을 입은 DNA를 복구한다.

잠이 들면 뇌가 축소하기 시작한다. 이때 신경아교세포는 나타나는 틈을 통해 뇌에 쌓인 노폐물을 배출한다. 뇌에는 스스로 노폐물을 배출할 수 있는 림프관이 없기 때문에 신경아교세포가 하는 일은 뇌를 재충전해 일의 효율성을 올리는 매우 중요한 임무라고 할 수 있다. 알츠하이머병이나 파킨슨병의 예방을 위해 밤에 숙면해야 하는 이유가 바로 여기에 있다.

튼튼한 뼈를 유지하기 위해서도 밤에 숙면하는 것이 중요하다. 왜냐하면 낮에 녹은 뼈를 복구하기 위해 밤이 되면 이를 대체할 새로운 뼈가 만들어지기 때문이다.

배꼽시계는 밤에도 활발히 활동한다. 장내 세균총과 뇌의 생체 시계가 빈번히 신호를 주고받으면서 자율신경, 호르몬, 면역력을 조정해서 다음 날 효율이 충분히 올라갈 수 있도록 뇌에 에너지를 비축해야 하기 때문이다.

밤에는 90분 주기 시계가 활성화된다. 그래서 깊이 잠드는 비렘수면과 얕게 잠드는 렘수면이 90분마다 반복된다. 동시에 24시간 주기 시계와 협력해 그날 일어난 일을 뇌에 있는 기억 창고에 보관한다. 구체적인 정보들을 통째로 기억하기 위해서는 질 좋은 수면이 필수다.

제3장

생체 시계를 활성화하는 수면법

정크 DNA를 이용해 유전자를 바꾼다

유전자는 생명 활동을 하는 단백질을 만들어낼 때, 신호로 사용하는 DNA다. 인간 게놈을 해석한 결과에서 유전자는 게놈의 1~2%에 불과하며, 그 밖의 DNA는 잡동사니나 다름없는 정크 DNA라는 점은 이미 앞에서 설명했으니 알고 있을 것이다. 그런데 최근 정크 DNA가 재검토되고 있다.

인간의 비범한 능력과 다양성은 몸속 유전자 수로 설명할 수 없다. 하지만 정크 DNA는 상대방과 커뮤니케이션할 때 발생하는 오해나 충돌에서 생겨난 스트레스를 스스로 제거할 수 있다. 그리고 바이러스나 세균의 감염으로부터 몸을 보호하고, 암이 발생할 수 있는 경우를 미리 예방한다. 이처럼 환경에서 초래된 다양한 과제에 유전자를 순응시키는 것이 정크 DNA의 역할이다.

우리 몸은 수면, 식사, 운동 같은 일상생활을 규칙적으로 하면 정크 DNA가 긍정적인 영향을 받기 때문에 건강해질 수 있다. 그리고 부모님에게 물려받은 타고난 유전자를 건강하고 질 좋은 새로운 유전자로 바꿔간다. 이를 보면 태생보다는 환경이 중요하다는 말이 정말 맞다.

소포체 스트레스를 고치는 정크 DNA

세포질에는 리보솜이라는 공장이 있는데, 여기서 유전자에 적힌 암호를 바탕으로 생명 활동을 관장하는 단백질을 만든다. 이러한 리보솜에게 유전자의 암호를 전달하는 것이 바로 'RNA'고 이곳에 소포체라는 또 다른 품질 관리 장치가 있다.

리보솜 공장에서 만들어진 단백질에 불량품의 포함 여부를 확인하는 것이 소포체의 역할이다. 소포체에 있는 센서 분자가 불량품을 발견하면 일단 제조 공정을 중단하고 수리에 들어간다. 그리고 고칠 수 없을 정도로 심한 불량품은 해체해버린다. 이러한 일련의 품질 관리 작업을 '소포체 스트레스 응답'이라 부른다.

사람들이 과중한 노동에 시달릴수록 단백질 제조 주문량이 늘어나게 되는데, 그것만으로도 불량품이 섞여 들어갈 가능성이 증가하게 된다. 그러면 수리나 해체를 제때 하지 못해 조립 불량 같은 문제가 발생한다. 이 같은 상황이 '소포체 스트레스'다. 만약에 췌장에 문제가 발생하면 인슐린을 만드는 베타 세포에 장애가 생겨 당뇨병이 발생하기 쉬워진다. 그리고 뇌의 신경 세포에 소포체 스트레스가 생기면 알츠하이머병이나 파킨슨병이 나타날 가능성이 늘어나고 여성의 경우에는 난소 조직이 딱딱해져 난자의 정상적인 발육이 어려워지기도 한다. 이러한 문제점들 때문에 소포체 스트레스 복구를 도와주는 정크 DNA의 작용이 매우 중요하다.

소포체 스트레스가 가장 빈번히 발생하는 부위가 장이다. 그래서 장에는 스트레스로부터 자신을 보호하기 위해 항체를 만들어내는 시스템이 있다. 여기도 마찬가지로 정크 DNA가 작용한다. 만약 소포체 스트레스 상태가 지속되면 위장 상태가 나빠져 설사나 심한 변비가 일상이 되는데, 우리는 이를 과민성대장증후군이라고 한다. 이밖에 궤양성대장염 같은 난치병도 소포체 스트레스가 원인이라고 본다.

그렇게 됐을 때, 생체 시계는 정크 DNA를 활성화해 췌장이나 장을 보호하도록 한다. 당뇨병이나 과민성대장증후군을 앓고 있는 사람은 평소에 자신이 규칙적인 생활을 하고 있는지 알맞은 수면 환경을 조성했는지 점검해보는 것이 중요하다. 식사는 하루 세 번, 규칙적으로 먹자. 또 아침과 저녁에 산책 같은 가벼운 운동을 통해 생체 시계가 정크 DNA를 건강하게 만들 수 있도록 하자.

Point 3 한약 억간산의 항스트레스 작용

좋은 식품이 어떻게 유전자의 작용을 조절하는지 한약 억간산(抑肝散)을 예로 들어 설명해보겠다. 억간산은 일곱 가지 약초로 만들어진다. 이 약은 마음을 진정시키는 효과가 있어서 밤중에 자다 깨서 울거나 신경질적인 아이를 치료하는 데 쓰일 만큼 안전한 약이다. 그리고 자기 전에 먹으면 짜증이나 우울 같은 부정적인 감정을 진정시켜주고 인지증 환자의 폭언이나 거친 행동을 억제하는 효과 또한 가지고 있다. 약초로 만든 생약이기 때문에 카이랄성(분자 수준에서 나타나는 좌우의 차이)은 없다(제5장 참조). 그래서 신체에 해를 입히는 부작용은 걱정하지 않아도 된다.

억간산의 효능은 '스트레스 호르몬'을 정상화하는 것으로, 자율신경과 면역력의 작용을 안정시켜 흐트러진 마음을 원래대로 돌려놓는다. 심한 스트레스를 받고 있다면 뇌-하수체-부신으로 이어지는 일련의 응답 부대가 처리를 담당하는데, 만약 스트레스가 지속적으로 반복된다면 이를 처리하는 물질인 스트레스 호르몬 수용체를 증가시켜 대응한다. 하지만 스트레스 호르몬 수용체가 지나치게 증가해 버리면 오히려 역효과가 일어나 스트레스 응답의 조절이 불완전한 상태에 빠질 수 있다. 이러한 역효과를 막기 위해 억간산은 정크 DNA에 신호를 보내 스트레스 호르몬의 작용을 조정한다.

정크 DNA는 유전자의 작용을 바꿔 스트레스 호르몬 수용체가 적을 때는 증가시키고, 너무 많을 때는 감소시켜 적절한 양을 유지하도록 조절한다. 그 결과, 스트레스 응답 문제가 개선돼 불안이나 짜증, 불면증이나 우울감 같은 다양한 증상이 서서히 사라지게 된다.

잠에는
리듬이 있다

셰익스피어는 잠을 '인생의 향연에서 제일 중요한 자양분'이라 정의했지만, 진정한 의미는 아직 충분히 밝혀지지 않았다. 우리의 몸은 밤에는 피곤함이 몰려와 잠에 들었다가 아침에는 자연스럽게 눈이 떠진다. 이렇듯 잠에는 리듬이 있고 이런 반복되는 흐름을 만들고 있는 것이 바로 생체 시계다. 밤에 깊이 잠드는 것이야말로 생체 리듬의 기본이다.

우리 몸은 일어난 후에 밝은 빛을 쬐는 순간 밤의 수면 시계에 스위치가 켜져 기상으로부터 15시간이 지나야 졸음이 오도록 생체 리듬이 설정돼 있다. 반대로 도무지 잠이 오지 않는 시간대도 있다. 이는 기상한 지 12시간 후부터 이어지는 약 3시간 동안을 말한다. 예를 들어 아침 6시에 일어난 사람은 오후 6시부터 9시까지가 잠이 오지 않는 시간대에 해당한다. 아침 7시에 일어난 사람이 일찍 잠들 생각으로 저녁 7시에 잠자리에 들어도 잠이 오지 않는 이유가 바로 이 때문이다. 만약 '나는 언제든지 잘 수 있다'라고 호언장담하는 사람이 있다면 주의가 필요하다. 몸이 시차증을 겪고 있다는 증거이기 때문이다.

렘수면과 비렘수면

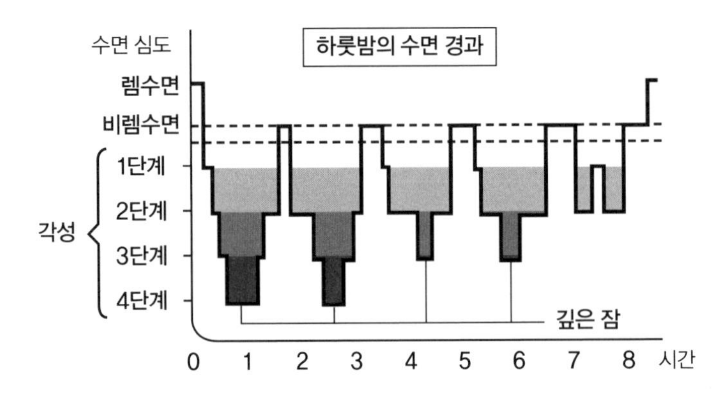

깊은 잠(비렘수면)과 얕은 잠(렘수면)을 90분 주기로 반복하는 패턴이 이상적인 수면이다. 질 좋은 수면 패턴을 얻기 위해서는 처음에 깊이 잠드는 것이 중요하다.

우리 몸에는 약 24시간 주기뿐만 아니라 약 12시간 주기도 있다. 2시간마다 잠들 때까지 걸리는 시간을 통해 졸음의 정도를 측정해 보았을 때 대부분의 사람들이 오전 2시와 오후 2시 무렵에 졸음이 쏟아졌다. 이 밖에도 인간은 약 90분 간격으로 잠들었다가 깨기를 반복하는 90분 주기를 가지고 있다. 잠든 지 약 90분이 지나면 눈이 떠졌다가 다시 잠드는 것이다. 이러한 주기를 하룻밤 사이에 4~5번 반복하다 보면 아침을 맞이한다. 이렇게 네 번 반복되면 6시간, 다섯 번 반복되면 7.5시간 동안 자는 셈이다.

우리 몸은 90분 동안 자는 사이에 렘수면과 비렘수면이 나타난다. 비렘수면은 몸을 쉬게 하는 잠이고, 렘수면은 꿈을 꾸는 잠이다.

잠들면 먼저 비렘수면이 시작되고, 잠이 깊어질수록 성장 호르몬이 나온다. 성장 호르몬은 아동의 성장을 촉진하지만, 다 큰 성인의 경우에는 몸을 쉬게 하고 면역력을 향상시켜 낮에 입은 손상을 치료한다. 그 후 렘수면으로 변화해 꿈을 꾸게 된다. 렘수면에는 다음과 같은 네 가지 특징이 있다.

1. 팔다리 근육이 완전히 이완돼 몸이 꽁꽁 묶인 것처럼 움직이지 못한다.

2. 가끔 몸이 갑자기 움찔하는데, 이러한 움찔거림은 마치 수면의 안전성을 확인이라도 하는 것처럼 잠을 살짝 깨운다.

3. 혈압이나 호흡이 크게 변하고 맥박도 흐트러져서 부정맥이 나타나며, 음경이 발기한다.

4. 안구가 전후좌우로 급속 운동을 반복하고, 이때 비현실적인 꿈을 꾸게 된다. 안구의 급속 운동 횟수가 많은 렘수면일수록 꿈의 내용이 다채로워진다.

우리는 왜 잠을 잘까

우리 세포에 있는 DNA는 매일 세포 하나당 하루에 50만 군데나 손상을 입는다. 이를 그대로 내버려두면 종양으로 발전할 수 있기 때문에, 우리가 잠들어있는 동안 몸 안에서 손상된 부위를 일일이 복구해 나간다. 어쩌다 복구하지 못한 경우 그것이 암세포의 씨가 되지만, 그렇다고 해서 바로 암으로 성장하는 것은 아니다. 면역 작용으로 싹을 제거해나가기 때문이다. 이러한 작업도 역시 우리가 잠든 사이에 벌어진다.

만약 일이 너무 바빠 수면 시간이 줄어들어 수면의 질이 떨어진 상태라면 암을 예방하는 힘이 약해질 수밖에 없다. 그렇게 되면 암세포의 싹이 남아 있다가 암으로 성장하기 시작한다.

암뿐만이 아닌 감기나 상처 같은 일상적인 문제도 전부 우리가 잠든 사이에 치료가 이뤄진다. '요즘 어쩐지 아픈 데가 빨리 낫지 않는 것 같단 말이야. 나이를 먹어서 그런가'라고 생각하는 사람이 있을 수 있다. 하지만 나이 탓만 해서는 안 된다. 여기에는 수면 부족이 원인일 수 있다. 수면 시간이 충분한지, 수면의 질이 잘 유지되고 있는지 자신의 생활을 다시 돌아보자.

수면 부족을 해소하기 위한 두 가지 방법이 있다. 첫 번째 방법은 자신에게 필요한 수면 시간을 확인하는 것이다. 사람마다 필요로 하는 수면 시간에 개인차가 존재하기 때문에 우선 열흘 동안 수면 일지를 작성해보자. 매일 잠들고 일어난 시각을 기록하고, 자다가 도중에 눈이 떠진 그 시간도 기록한다. 그리고 낮잠 시각도 적는다. 이렇게 열흘 동안 수면 일지를 작성하고 나서 자신이 잔 총 시간을 계산해보자. 예를 들어 밤 10시 취침, 5시 기상, 2시 30분부터 50분까지 중도 각성, 낮잠 20분이라고 하면, 그날의 수면 시간은 7시간-20분+20분으로 7시간이 된다. 빠트리지 않고 열흘 동안 연속해서 계산하는 것이 중요하다. 그 후 총 더한 시간을 10으로 나눈 것이 자신에게 필요한 수면 시간이 된다.

두 번째 방법은 수면 부족을 보충하는 방법이다. 일주일에 하루는 규칙적인 생활을 통해 충분한 수면 시간을 확보하는 것이다. 예를 들어 일요일을 쉬는 날로 정했으면 아침 6시에 일어나 아침 식사를 6시 30분에, 점심 식사를 12시에, 저녁 식사를 6시로 정하고 세 끼를 모두 챙겨 먹는다. 그리고 점심 식사 전에 10분, 오후 5시에 30분 동안 산책을 한다. 저녁 식사를 하고 난 후 좋아하는 음악을 듣거나 책을 읽으면서 휴식을 취한다. 그 후 너무 뜨겁지 않은 물로 목욕을 한 다음, 물 2잔을 마시고 오후 11시에 잠자리에 든다. 이런 식으로 일주일에 하루만이라도 규칙적인 생활을 하면 생체 시계가 활성화돼 수면의 질이 좋아질 수 있다.

기억력 향상을 위한 수면,
그 주인공은 신경아교세포

잠자는 동안에도 우리의 뇌는 바쁘게 움직인다. 무의식중에 그날 있었던 일을 되돌아보고 있기 때문이다. 기록이 워낙 방대하다 보니 이를 효율적으로 처리하기 위해 유형화된 뇌 회로도 따로 존재한다. 이곳에서 대량의 기록을 정리, 분류하고 다시 검토한 후, 보관할 것과 버릴 것으로 나눈다. 이러한 일련의 작업을 담당하는 것이 신경아교세포의 일종인 별아교세포다.

낮 동안 일단 해마에 보관했던 기억을 뇌 조직으로 옮기는 엄청난 작업이 수면 중에는 초당 1회(0.5~2회)의 주기로 반복된다. 주기적으로 반복되는 일련의 작업은 수면 중 뇌파를 통해 쉽게 찾아볼 수 있는데 그것이 큰 진폭을 보이는 델타파다. 대뇌피질에서 관찰되는 델타파의 주기적인 활동은 별아교세포의 작용을 나타낸다. 별아교세포는 뉴런 집단을 동기화시켜 주기적으로 활성화해 이곳에 큰 물결을 만들어낸다. 시상의 뉴런 집단에서 시작한 신호가 마치 야구장 관객석의 한쪽 끝에서 반대편 끝까지 빠져나가는 파도처럼 시상-시상하부-대뇌피질로 퍼져나간다. 그 모습이 델타파로 뇌파에 나타나는 것이다.

결론적으로 수면을 심포니 오케스트라에 비유하자면 별아교세포는 많은 연주자를 이끄는 지휘자라 할 수 있다. 그리고 이를 중심으로 신경아교세포는 델타파 외에도 여러 뇌파를 만든다. 어느 때는 잔물결(수면 1단계)을 나타내다 그 후에는 수면 방추(수면 2단계)를 보인 뒤, 델타파(수면 3, 4단계)를 연출한다. 그러고 나서 혼란스러운 움직임을 보이다가 진폭이 작고 불규칙한 뇌파(렘수면)를 나타내면서 심포니 오케스트라의 1악장을 마친다. 심포니는 대부분 4악장까지 이어진다. 1악장이 대략 90분 정도 진행되기 때문에 4악장까지 이어지면 수면 시간은 약 6시간이 된다. 만약 5악장이 추가되면 수면 시간은 7~8시간 정도 이어지는 것이다.

잠은 알츠하이머병 예방에 꼭 필요하다

뇌가 잠들어있는 동안, 신경아교세포인 별아교세포가 수축하면서 노폐물을 씻어 낼 공간을 만든다. 그러면 마법처럼 동맥을 따라 배수관 같은 모양이 나타난다. 그 관을 통해 '아밀로이드 베타'라는 뇌의 노폐물이 씻겨나간다. 아밀로이드 베타Amyloid-beta는 그대로 두면 알츠하이머병을 일으키는 성가신 단백질이다.

2013년에 미국 세인트루이스워싱턴대학교의 요Yo-Ei S Ju 박사 팀에서 건강한 45~75세의 사람을 대상으로 수면의 질과 아밀로이드 베타 침착의 관계를 조사했다. 조사 결과에서 수면의 질이 떨어지는 사람은 잠을 잘 자는 사람보다 아밀로이드 베타가 5~6배나 가라앉아 노폐물이 남아있는 것이 관찰됐다.

같은 해에 미국 존스홉킨스대학교의 심리학자인 아담 스피라Adam Spira 박사는 수면 시간이 짧은 사람일수록 아밀로이드 베타의 침착이 많다고 보고했으며, 2014년에 네덜란드의 요르겐 클라스Jurgen Claassen 박사와 샤론 옴스Sharon Ooms 박사 등은 일어난 지 24시간 안에 다시 잠들지 않으면 알츠하이머병에 걸리기 쉽다는 연구 결과를 발표했다. 알츠하이머병에 걸리기까지 유예 기간이 20여 년 정도 존재하지만, 직장인은 바쁜 나날 속에서도 제때 제시간에 잠자리에 들어 수면의 질을 높이기 위해 노력할 필요가 있다.

잠은 그밖에도 다른 뇌 질환을 예방한다. 파킨슨병이나 운동 신경 세포가 파괴되는 근위축성측색경화증인 루게릭병, 걸을 때 비틀거리게 되는 척수소뇌변성증 같은 신경성 난치병의 원인 물질도 수면 중에 생기는 배수관을 통해 배출된다. 우리는 하루의 3분의 1에 해당하는 시간을 자는 데 사용한다. 얼핏 보기에는 시간 낭비처럼 보일 수 있지만, 건강을 유지하고 다음 날의 효율성을 높이기 위해 잠은 꼭 필요하다.

불면증에는 몇 가지 유형이 있다

오늘날 일반 성인 다섯 명 가운데 한 명이 수면 문제로 고민하고 있으며 스무 명 가운데 한 명이 수면제를 복용하고 있다고 한다. 불면증에는 '잠이 잘 오지 않는다', '한밤중에 자주 깬다', '아침에 눈이 너무 일찍 떠져 힘들다', '아침에 눈을 떠도 피곤하다' 등의 증상이 있다. 이 가운데 어느 하나라도 해당한다면 불면증이다. 아마도 이로 인해 고민하는 사람이 적지 않을 것이다.

불면증은 의학적으로 야간이나 적절한 시간대에 잠자리에 들었는데도 잠을 제대로 자지 못해 낮에 생활의 질이 저하되는 경우를 말한다. 즉, 이들은 낮에 제 실력을 충분히 발휘하지 못할 정도로 잠이 부족하다. 참고로 불면증인 사람에게 나타나는 증상으로는 다음과 같은 아홉 가지가 있다.

1. 쉽게 피로해진다.

2. 주의력·집중력·기억력이 떨어지는 것처럼 느껴진다.

3. 사회생활이나 가정생활이 원만하지 않다.

4. 기분이 쉽게 안 좋아지고 자주 짜증이 난다.

5. 낮에 졸음이 쏟아진다.

6. 일하는 도중에 이유도 없이 괜히 화가 나거나 신경질적이 된다.

7. 기운이 없고 의욕이 나질 않는다.

8. 실수가 잦아진다.

9. 졸음이 쏟아질까 걱정된다.

이 가운데 하나라도 해당한다면 불면증일 가능성이 있기 때문에 자신의 수면 습관을 점검해 볼 필요가 있다. '고작 잠을 잘 자지 못하는 것뿐인데'라고 가볍게 여기기 쉽지만, 혈관 환자의 원인이 되는 대사 증후군이나 뼈가 약해지는 골다공증, 암, 우울증을 비롯한 정신 질환 등 다양한 병이 불면증과 관련이 있다는 연구 보고는 지금도 계속되고 있다.

오늘날 의학계에서는 불면증을 가볍게 봐서는 안 된다는 목소리가 높아지고 있다. 2014년에 발간된 《국제수면 장애분류 제3판》에서는 일주일에 3회 이상 수면 부족 증상이 나타나고 이 상태가 3개월 동안 지속될 때 만성 불면증으로 보고 의료 기관의 진료를 받도록 권고하고 있다.

수면무호흡에 주의하자

수면무호흡증후군에 걸린 사람은 정상적인 고령자보다 뇌경색이나 심근경색을 일으키는 빈도가 세 배나 된다. 혈관 내피세포라는 막이 동맥 안쪽을 감싸고 있는데, 여기서 체내 환경을 조절하는 유익한 호르몬을 만들어 건강을 유지하는 데 도움을 준다.

하지만 잘 때 무호흡이나 코골이를 반복하면 혈압이 올라가면서 혈액의 점도가 증가해 혈액이 굳기 쉬운 몸으로 환경이 바뀌어버린다. 그러면 세포 조직의 작용이 흐트러져 혈액의 응고와 용해의 균형이 깨져버리고 만다. 만약 수면무호흡증후군이 있어 코골이의 중증도가 올라간다면 신장병에 걸릴 위험이 일반인보다 2~3배 높아지니 주의하자.

자신에게 필요한 수면 시간

일본 NHK에서 1960년부터 5년마다 실시하고 있는 〈국민 생활시간 조사 보고〉에 따르면 사람들의 생활 방식이 변화하면서 수면 스타일 또한 크게 달라졌다고 한다. 과거에 비해 오후 11시 이후에 잠드는 사람과 아침 5시 30분~7시 사이에 일어나는 사람이 증가한 것이다. 결론적으로 사람들이 늦게 잠들고 일찍 일어나게 되었다.

수면 시간은 1980년을 기점으로 점차 짧아져 2015년 조사에서 평일은 7시간 15분, 일요일은 8시간 3분으로 나타났다. 그야말로 밤이 없는 사회가 됐다. LED 조명의 보급, 핸드폰, 태블릿, 휴대용 게임기 같은 전자 기기가 증가하고, 편의점 같은 24시간 점포가 늘어나면서 길거리에 밤이 사라져버렸다. 경쟁 사회에서 살아남으려면 이러한 21세기형 사회를 피해 갈 수 없기 때문에 우리는 심각한 생체 리듬 장애를 초래하는 위험과 맞서 싸워야만 한다. 그렇다면 어떻게 해야 좋을까?

우선 자신에게 필요한 수면 시간을 살펴봐야 한다. 사람마다 필요한 수면 시간에 차이가 있다. 전기를 발명한 에디슨은 하루에 4~5시간만 자도 충분했다. 반면 20세기를 대표하는 인물인 아인슈타인은 10시간 이상을 자야 했다. 우리는 몇 시간을 자야 충분할까? 이를 조사할 수 있는 방법이 있다. 앞에서 말했듯이 침대에 누운 시각과 일어난 시각을 열흘 동안 꾸준히 기록해 그날의 수면 시간을 확인한 다음, 열흘간의 평균치를 계산하는 것이다. 그것이 우리가 필요로 하는 수면 시간이다.

수면 시간은 너무 짧거나 길지 않은 6~8시간이 적당하다고 한다. 적어도 자신에게 필요한 시간 동안 푹 자는 것, 그것이 일의 효율을 올리는 비결이다. 숙면을 하기 위해서는 혹시 전날 밤에 늦게 잠들었다고 하더라도 평소와 같은 시각에 일어나는 것이 중요하다. 한창 자랄 때인 어린이들에게는 '일찍 자고 일찍 일어나는' 습관이 중요하지만, 성인에게는 '일찍 일어나고 일찍 자는' 생활이 정답이라 할 수 있다.

건강한 수면과 멜라토닌

건강한 수면을 유도하는 멜라토닌은 반드시 필요한 호르몬이다. 어떻게 해야 멜라토닌을 잘 이용할 수 있을까?

멜라토닌은 뇌에서 분비되는 생체 호르몬으로 송과체에서 약 24시간 주기로 분비량이 조절된다. 이러한 리듬을 만드는 것이 생체시계다. 만약 아침에 일어나 햇볕을 듬뿍 받았다면 약 15시간 후에 멜라토닌을 생성할 준비가 끝난 것이다.

저녁에 생성된 멜라토닌은 해가 지고 어두워지는 것을 기점으로 혈액 속에 한꺼번에 방출되는데 이를 호르몬 분비라고 한다. 분비된 멜라토닌은 혈류를 타고 전신으로 이동해 신체의 생리 기능을 향상시킨다.

멜라토닌은 뇌의 체온 중추에 작용해 온도를 낮추고 잠들기 쉬운 환경을 조성해 숙면을 유도한다. 또한 전신의 혈관에 작용해 혈압을 낮춰 밤중에 나타나는 숨은 고혈압을 개선한다. 그리고 심장과 심혈관에 작용해 낮에 손상된 심장을 복구하고 뇌와 뇌혈관에 작용해 뇌경색을 예방한다. 심지어 뼈에도 작용해 골다공증을 예방하는 기능도 갖고 있다.

이처럼 멜라토닌은 자율신경을 조절하고 면역 기능을 활성화해 암 발생을 억제하고, 노화 속도를 늦춘다. 결론적으로 멜라토닌에는 마법과 같은 다양한 효능이 있다.

멜라토닌은 주기가 24시간이어서 '해시계'라 불리기도 했고, 계절에 따라 변화해 '계절 시계'라 불리기도 했다. 그리고 나이가 들수록 분비가 감소하기 때문에 '가령加齢 시계'라고도 한다.

상당히 오래전에 보고된 연구 중 젊은 생쥐의 송과체를 늙은 생쥐에게 이식했을 때 혈관이나 심장이 다시 젊어진다는 사실이 증명된 적이 있었다. 이를 토대로 인간도 자기 전에 매일 멜라토닌을 복용하면 장수할 수 있을 거라고 많은 연구자들이 보고했다. 만약 사실이라면 뇌의 생체 시계가 송과체와 협력해 회춘이나 건강, 장수를 유발하고 있을 것이다.

하루를 어떻게 보내야 멜라토닌을 활성화할 수 있는지 소개해보겠다. 혈중 멜라토닌은 밤에 분비량이 늘어났다가 낮에는 거의 줄어드는 생체 리듬을 보인다. 그러므로 밤에 멜라토닌이 충분히 증가할 수 있도록 생활을 정비하는 것이 중요하다. 아침에는 정해진 시각에 일어나 햇볕을 쬐고, 균형적인 아침 식사를 하고, 음식을 먹을 때는 꼭꼭 씹어먹는다.

멜라토닌은 송과체뿐만 아니라 소장이나 위, 난소나 정소, 척수나 뼈, 피부 등에서도 만들어진다. 낮에 운동하게 되면 소장이나 위에서 멜라토닌이 많이 만들어질 뿐만 아니라, 심장·혈관·폐·간·신장에서 신호를 받아들이는 수용체를 자극시킬 수 있다. 그렇기에 낮에 충분한 운동을 하는 것이 좋다. 결과적으로 야외에서 일하는 사람이 멜라토닌이 많이 분비돼 밤에 숙면할 수 있다.

무엇보다 중요한 것은 밤을 보내는 방법이다. 멜라토닌은 주위가 온통 캄캄해져야만 분비를 시작한다. 희미한 불빛만으로는 멜라토닌이 분비되지 않는다. 300lux 정도의 불빛을 밤에 1~2시간만 쬐거나 120lux 정도에 불과한 불빛을 밤새 쬐어도 멜라토닌은 나오지 않는다. 따뜻한 빛을 내는 전등은 멜라토닌의 분비를 막는 작용이 백색 형광등보다 약하다. 왜냐하면 백색광에 포함된 청색광이 멜라토닌을 억제하는 효과가 있기 때문이다. 청색광은 460nm 전후의 짧은 파장을 내는 광선인데, 단 8lux만으로도 1,200lux의 백색광과 같은 효과를 보인다.

빛은 망막 세포에 있는 멜라놉신을 비롯한 신경 세포에 작용해 멜라토닌의 분비를 조절한다. 그중 청색광이 오렌지색이나 녹색보다도 멜라놉신에 강하게 작용해 영향을 주는 것이다.

그리고 텔레비전을 보다 잠들거나 침실에서 스마트폰을 하다가 잠드는 소소한 정신 활동이 약간만 가해져도 멜라토닌은 분비되지 않는다. 결론적으로 주위를 온통 캄캄하게 만든 후에 쉬는 것이 멜라토닌을 많이 배출할 수 있는 비결이다.

멜라토닌이 활성화하는 일주일 동안의 생활 습관도 중요하다. 혈중 멜라토닌 농도에는 하루 주기와 일주일 주기가 있다. 이때 정확히

멜라토닌이 증가해야 잠이 온다

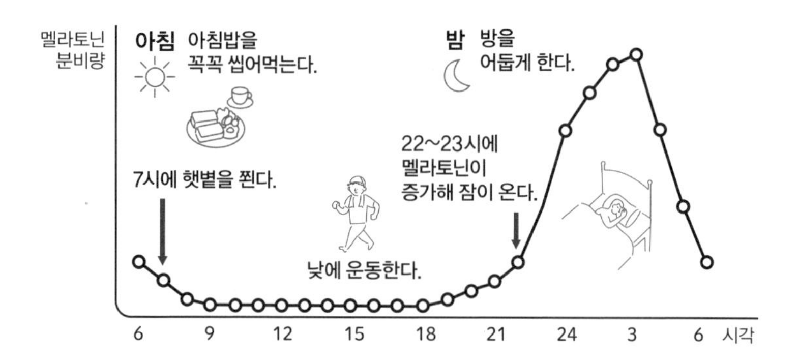

우리 몸은 아침에 일어나 햇볕을 쬐면 15시간 뒤에 수면 호르몬인 멜라토닌이 분비되도록 설정되어 있다. 아침 식사를 하고 낮에 운동하고 밤에 방을 어둡게 하는 규칙적인 생활은 멜라토닌의 분비가 활발해지도록 돕는다.

3.5일을 주기로 송과체에서 분비되는 멜라토닌의 양이 변하기 때문에 일주일 동안 생활을 규칙적으로 반복하면 멜라토닌의 리듬이 안정되는 것을 볼 수 있다.

마지막으로 멜라토닌을 활성화하려면 계절에도 신경 써야 한다. 낮에 쬐는 빛의 양이 줄어들면 밤에 분비되는 멜라토닌 또한 줄어들게 된다. 일조 시간이 극단적으로 짧아지는 일본 도호쿠 지방에는 겨울철 일조량이 여름철의 절반에 불과한 지역도 있다. 이런 곳에서는 야간의 수면 환경을 잘 정비해서 원활한 숙면을 할 수 있도록 노력을 기울일 필요가 있다.

몸을 휴식 모드로 만드는 라벤더 향

양질의 수면을 위해 침실이나 침구에 대해 이야기해보자.

인간의 피부 표면 온도는 29~30℃다. 만약 외부 기온이 피부 온도보다 높고 습도마저 높다면 피부에서 열을 발산시킬 수 없다. 그렇게 되면 땀을 증발시키는 기화열로 체온을 떨어뜨리지 못해 우리 몸이 수면 모드에 들어가지 못한다. 실온이 높아지는 여름철에는 에어컨을 틀거나 잠옷과 이불 같은 침구류에 신경을 써서 체온을 낮추기 쉬운 환경을 조성할 필요가 있다.

아침에는 자몽 향을 맡으면 기운을 북돋아 주는 효과를 가져다 주지만, 밤에는 라벤더 향이 효과적이다. 라벤더는 자몽과 정반대의 작용을 한다. 밤에 라벤더 향을 맡으면 교감신경이 억제돼 혈압이 떨어진다. 그리고 몸을 쉬게 만들어주고 피로를 풀어 주는 부교감신경이 활발해져서 전신이 휴식 모드로 전환된다.

저녁에 적절한 온도의 물로 목욕하면 심신의 피로가 풀리는데, 이때 라벤더 향을 맡으면 그 효과가 더 오래 지속된다. 그러므로 라벤더 향의 입욕제나 스킨케어 제품을 사용하는 것이 도움이 될 수 있다. 다만 라벤더 향에는 자몽 향과 반대로 지방 분해를 억제하거나 식욕을 돋우는 작용이 있기 때문에 자기 전에는 적당히 맡는 것이 좋다.

실험동물의 뇌에 있는 생체 시계를 파괴해보았더니, 몸에 작용하던 자몽이나 라벤더 향의 영향이 완전히 사라져버린 것을 알 수 있었다. 이는 생체 시계가 자율신경의 작용을 총괄하는 동시에 어긋나면 향의 효과도 얻지 못한다는 것을 의미한다. 이처럼 향이 우리의 몸에 미치는 영향은 매우 흥미롭다. 하지만 이 또한 생체 시계가 시간을 정확히 인식할 수 있을 때 비로소 나타나는 효과라는 점을 기억하자. 향기를 맡아도 효과가 없다는 생각이 들면 다른 생활 습관들을 점검한 후에 먼저 생활 리듬을 안정시키는 것을 추천한다.

숙면을 위해
자신의 식생활을 점검하자

규칙적인 식습관은 숙면을 활성화하고 기억력 향상에 도움을 준다. 그중에서도 특히 아침 식사의 효과가 크다. 아침에는 당질과 함께 트립토판이 많이 함유된 양질의 단백질과 비타민 B6를 섭취하는 것이 효과적이라고 알려져 있다.

깨와 호두 같은 식물의 종자나 정어리와 고등어 같은 등푸른생선에 많이 들어있는 불포화 지방산을 충분히 섭취하면 수면을 유도하는 멜라토닌이 대폭 증가해 잠이 잘 오게 된다. 그뿐만이 아니라 채소나 과일 섭취 또한 숙면에 좋다. 견과류에 들어있는 폴리페놀 성분은 생체 시계에 영향을 미치는 장수 유전자인 시르투인sirtuin의 작용을 향상시켜 생체 리듬을 안정시키고 쾌적한 수면을 돕는다는 사실이 밝혀졌다.

하지만 이와 반대로 지방이 많이 든 음식을 먹으면 이상할 정도로 낮에 잠이 쏟아진다. 그리고 이런 음식을 매일 같이 섭취하는 사람은 '아무리 자도 모자란' 사람처럼 졸음이 자꾸 와서 낮에도 꾸벅꾸벅 조는 일이 많다. 특히 점심에 기름진 음식을 먹으면 식후에 졸음이 심하게 몰려와 오후 업무에 지장을 줄 수 있으니 주의하자.

점심을 먹은 후에 졸린 것은 누구에게나 나타나는 정상적인 반응이지만, 운전 중에 졸음으로 인한 사고를 유발할 만큼 심하다면 이는 매우 심각하다. 과도한 지방 섭취는 시계유전자의 리듬을 흐트러뜨려 생체 시계의 작용을 약화해 낮에 비정상적인 졸음을 유발한다. 또한 시차증에도 걸리기 쉬우므로 해외 출장을 많이 가는 직장인은 특히 주의하자. 다음으로 수면의 질을 향상시키는 음식과 영양소를 적어놨으니 확인하고 충분히 섭취하도록 하자.

1. 비타민C(감귤류, 여주, 피망, 키위, 딸기, 파파야)

2. 트립토판(닭고기, 달걀, 요구르트, 채소, 아몬드)

3. 칼륨(바나나, 채소, 브로콜리, 아보카도)

4. 셀레늄(견과류, 해바라기씨, 소고기, 굴, 닭고기, 양송이버섯)

5. 비타민D(표고버섯, 연어, 참지, 고등어, 굴)

6. 오메가3 지방산(호두, 연어, 아마씨유, 어유)

7. 장내 세균총(김치, 피클, 된장, 요구르트) 안정화

8. 장내 유익균(마늘, 파, 아스파라거스) 확장

9. 마그네슘(잎채소, 깨, 호박씨) 보충

자기 전에 술을 마시면 잠이 잘 온다?

저녁을 먹을 때마다 술을 곁들이는 습관을 지닌 사람이 꽤 많다. 잠들기 3시간 전까지 마시는 술은 몸에 이상을 가져다주지 않지만 그 이후에도 계속 마시는 것은 위험하다. 과음 또한 혈압을 올리는 주범이기에 주의해야 한다. 술을 마시는 동안에는 알코올이 혈관을 확장시켜 혈압을 떨어트리지만, 리바운드 현상으로 이튿날 아침에 갑자기 크게 상승한다. 한편 알코올의 영향으로 혈관이 확장돼 혈압이 떨어지면 이를 보완하기 위해 심박수가 상승한다. 술을 마셨을 때 심장이 두근거리는 것이 바로 이 때문이다.

한 연구에서 24시간 동안 환자의 혈압과 심박수를 분석한 적이 있었다. 그러던 중 어느 날 밤에 갑자기 환자의 혈압이 떨어지고 심박수가 올라가는 것을 발견했다. 그런데 이튿날 아침에는 심장에 쓰인 산소량을 반영하는 '수축기 혈압×심박수(심근 산소 소비량)'가 높아져 있었다. 이에 대해 환자는 '그날 밤에 술자리가 있어서 과음했다'라고 답했다. 여기서 과음은 술을 마시는 동안에도 심장에 부담을 주며, 이튿날 아침에도 심장에 큰 부하를 가져다준다는 사실을 알 수 있었다. 과음한 다음 날 아침에 몸을 잘 챙겨야 한다.

알코올 섭취량을 말할 때는 '표준잔'이라는 단위를 사용한다. 1표준잔은 알코올 14g을 말하며, 맥주로는 350ml, 와인으로는 120ml, 위스키로는 45ml에 해당한다. 하루 평균 3표준잔 이상을 마시는 사람은 음주량에 비례해 혈압이 높아진다고 알려져 있다. 과도한 알코올 섭취는 심장병이나 뇌졸중의 발병 빈도를 높이고 인지증에 걸릴 위험성을 증가시킨다는 보고가 있다. 그러니 과음은 삼가도록 하자.

그리고 주량에 상관없이 자기 전에 술을 마시는 습관은 버려야 한다. 술을 마셔야 잠이 잘 온다고 말하는 사람이 있는데, 이는 잘못된 생각이다. 이러한 습관은 오히려 질 좋은 수면을 방해한다. 확실히 알코올에 진정과 수면 촉진 작용이 있기 때문에 술을 마시면 잠이 온다. 하지만 술의 힘을 빌려 든 잠은 수면의 질을 현저히 떨어트린다. 왜냐하면 알코올이 뇌의 작용을 무리하게 억제하기 때문에, 술이 분해돼 체내에서 빠져나가면 잠이 얕아져 눈이 쉽게 떠지기 때문이다.

술에 취해 잠들었을 때 코를 매우 심하게 고는 사람이 있는데 이는 알코올 때문에 목 주변이 붓고 기도가 좁아졌기 때문이다. 게다가 잘 때 평소보다 근육이 더 많이 이완돼 혀가 입안으로 말려들어가 기도를 좁히기도 한다. 이런 이유로 인해 수면 중에 호흡이 저하되거나 일시적으로 멎는 상태인 폐쇄성 수면무호흡증후군이 나타나기 쉽다.

호흡이 멎어서 저산소 상태가 되면 교감신경이 긴장해 뇌의 각성 중추가 자극을 받는다. 쉽게 말하면 호흡을 재개시키기 위해 뇌가 무리하게 깨어나는 것이다. 결국 본인이 자각하지 못하는 중에 뇌가 몇 번이나 중도 각성을 일으켜 제대로 된 숙면을 할 수 없게 된다. 그 결과 낮에도 심한 졸음과 피로감을 느끼게 되는 것이다.

최근 들어서 수면무호흡증후군이 불면증을 유발할 뿐만 아니라, 한밤중에 고혈압이나 대사 증후군을 일으킨다는 연구 보고가 이어지고 있다. 그러니 술은 하루의 피로를 풀 정도로만 적당히 마시자.

숙면을 위해서 체온을 조절하자

우리 몸은 높았던 체온이 급격히 떨어지면 졸음이 오도록 설정돼 있다. 이러한 성질을 목욕할 때 잘 활용한다면 숙면에 도움을 받을 수 있다.

결론적으로 목욕은 자기 2시간 전에 하는 것이 가장 좋다. 목욕을 하기 위해 욕실로 들어가면 온열 효과로 혈액 순환이 원활해져 심부 체온이 올라간다. 그러다 시간이 어느 정도 지나면 피부 표면에서 열을 발산하면서 체온이 떨어지기 시작하는데, 그 시간과 멜라토닌이 분비되기 시작하는 타이밍을 맞추는 것이 포인트다. 멜라토닌 자체도 체온을 떨어뜨리는 작용을 하기 때문에 분비되는 타이밍을 피부가 열을 발산하는 타이밍과 맞추면 체온이 한꺼번에 떨어져 졸음이 몰려오게 된다. 이때 잠들면 숙면할 수 있다.

Point 4 등교를 거부하는 아이를 위한 수면 리듬

요즘 등교를 거부하거나 은둔형 외톨이로 지내는 아이들이 사회 문제가 되고 있는데, 이들 대다수가 수면 장애를 가지고 있다.

소아과 의사이자 소아 수면 장애 연구전문가인 미이케 테루히사에 따르면 등교를 거부하는 아동의 약 80%가 '지연형 수면 장애'를 가지고 있다고 한다. 즉, 생체 시계가 어긋난 것이 문제다.

지연형 수면 장애는 잠드는 시간이나 눈이 떠지는 시간이 평균보다 크게 뒤로 밀려난 상태가 지속되는 장애를 말한다. 이들은 저녁부터 밤까지 정신이 말똥하기 때문에 밤 12시 전에 잠들지 못하고 새벽 2~6시에 잠을 청한다. 일단 한 번 잠들면 열 시간 넘게 잘 수 있지만, 수면의 질이 떨어져 일어나 있는 동안에 마치 시차증에 걸린 사람처럼 졸음이나 두통, 권태감 같은 증상에 시달린다. 그리고 아침에 억지로 몸을 일으켜 등교하지만 좀처럼 학업에 집중하지 못한다.

이러한 상태가 만성화돼 증상이 심해지면 정신적으로도 불안정해져 화를 통제하지 못하게 된다. 그 외에 방에 틀어박혀 나오지 않는 일이 생기기도 한다. 아이가 이런 상태에 빠져 있을 때, 주변 어른들은 흔히 이를 단순히 개인의 문제로 받아들여 '괜히 축 처져 있어서 그런 거야'라는 식으로 혼내기 쉽다. 하지만 이것은 피리어드3이라는 시계유전자에 이상이 생겨 나타나는 엄연한 질환이다. 본인의 노력만으로 개선하기 어려우며, 치료가 필요하다.

그렇다면 대체 무엇이 아이의 생체 시계를 어긋나게 한 것일까? 성인은 사람마다 필요로 하는 수면 시간이 다르기에 '몇 시간 자는 것이 좋다'라고 일괄적으로 말할 수 없다. 하지만 성장기에 놓인 아이들은 하루에 8~10시간은 꼭 자야 한다. 왜냐하면 뼈의 길이 성장이나 근육의 증가, 손상된 유전자를 복구하는 성장 호르몬이 수면 중에 분비되기 때문이다. 아이들의 수면 시간이 짧으면 짧을수록 성장 호르몬이 부족해 발육에 지장이 생길 수 있다.

그렇다면 아이들은 몇 시에 자는 것이 가장 좋을까? 먼저 아침에는 6~7시쯤 일정하게 일어나는 것이 중요하다. 5~6세 정도의 유아라면 그보다 10시간 전인 저녁 8시에 잠드는 것이 제일 좋고, 늦어도 9시에는 재우고 초등학생과 중학생도 최소 8시간 이상 잘 수 있도록 밤 10시까지는 잠자리에 들게 하자.

요즘에는 부모의 올빼미형 생활이 자녀의 수면 부족을 초래하는 큰 원인이 되고 있다. 갓 태어난 아기는 내내 잠만 자서 생체 리듬을 거의 보이지 않다가 생후 약 2개월쯤 지나면 24시간보다 조금 긴 주기가 미약하지만 나타나기 시작한다. 만약 이 시기에 일을 마치고 돌아온 아버지가 아이의 자는 모습을 보려고 불을 켠다면 그것만으로도 생체 리듬이 흐트러져서 밤낮이 바뀌는 현상이 일어나게 된다. 생체 리듬이 완성되는 시기는 5살 이후이기에 그때까지는 일찍 자고 일찍 일어나는 습관을 제대로 들이는 것이 중요하다.

아이들의 건강한 발육을 촉진하려면 이러한 습관을 들여 충분한 수면 시간을 확보해 생체 리듬을 지키는 것이 가장 중요하다. 이를 부모님들이 꼭 명심했으면 한다. 아이의 생체 시계가 어긋나지 않도록 아침에는 되도록 정해진 시간에 깨우고 기상 시각보다 8~10시간 전에는 잠자리에 들게 해야 한다. 그리고 밤에는 텔레비전, 게임, 컴퓨터, 스마트폰 사용을 금지하고 아침에 정성스럽게 준비한 다채롭고 풍성한 식사를 하면 도움이 될 것이다.

도저히 잠들지 못할 때 확인해야 할 15가지

어떻게 해도 잠이 오지 않을 때는 다음에 소개하는 불면증 대처법 15가지를 스스로 점검해보자. 습관을 조금씩 고쳐나가다 보면 틀림없이 질 좋은 수면을 취할 수 있게 될 것이다.

자신에게 필요한 수면 시간을 찾는다

하루에 4~5시간만 자도 충분한 사람도 있고, 10시간 이상의 수면을 필요로 하는 사람도 있다. 다음 날 활동을 위해 필요한 수면 시간은 사람마다 다르다. 7~8시간이 이상적이지만, 이를 반드시 지켜야 하는 것은 아니다. 수면 시간은 계절에 따라 변하기도 하는데 일조 시간이 짧아지는 가을에서 겨울에는 수면 시간이 길어지고 봄에서 여름에는 수면 시간이 짧아진다고 한다.

얼마만큼 자는 것이 몸에 이로운지는 뇌의 수면 시계가 조절하고 있다. 필요한 수면 시간이 충족되면 그 후에는 얕은 잠이 이어질 뿐이다. 적게 잤다는 생각이 들어도 낮 동안 좋은 컨디션을 유지한다면 충분한 숙면을 한 것이다.

올바른 수면 환경을 만든다

생소하게 느껴질 수도 있지만, 잠을 잘 자려면 기본적으로 단시간에 뇌의 체온을 떨어뜨려야 한다. 갓난아기를 보면 잠이 막 들려고 할 때 손발이 따뜻해지는 것을 알 수 있다. 그만큼 뇌로 가는 혈류량을 줄여 온도를 떨어뜨리고 있는 중이기 때문이다. 성인도 이렇게 할 수 있다면 쉽게 잠들 수 있다. 하지만 손발의 혈관을 축소시키는 스트레스 때문에 혈액 순환이 나빠져 갓난아기처럼 잠들기가 좀처럼 쉽지 않다.

이때 뇌의 체온을 떨어트리는 가장 손쉬운 방법은 목욕이다. 욕조에 몸을 담그면 피부 표면의 혈류량이 증가해 손발이나 가슴이 따뜻해진다. 하지만 물 온도가 너무 높으면 교감신경이 긴장돼 오히려 혈관이 축소해버리니 명심하자. 미지근한 물에서 몸을 서서히 덥혀 혈액 순환이 잘 되게 하면 약 15분 뒤에 땀이 식고, 2시간 정도 지난 후부터 체온이 적당히 떨어지기 시작한다. 이때 이불을 펴고 누우면 잠이 잘 오게 될 것이다.

수면 호르몬인 멜라토닌은 생체 리듬을 조정해 숙면을 유도한다. 멜라토닌은 주위에 빛이 있거나 뇌를 자극하는 환경에서는 분비되지 않는다. 고요한 암흑이야말로 숙면에 필요한 기본이다. 주거 환경에 따라서는 암막 커튼 설치 여부 또한 확인해보자.

생활 소음에 대한 대처도 필요하다. 우리 몸은 갑작스러운 소리에 민감하게 반응한다. 벽에 달린 스위치를 켤 때 나는 작은 소리조차 심리적으로 크게 느껴지고 부엌에서 나는 물 흐르는 소리조차도 잠을 깨우기에 충분하다.

다음으로 온도 조절이 중요하다. 우리 몸의 체온은 여름에는 조금 높게, 겨울에는 조금 낮게 설정되어 있다. 그렇기에 쾌적한 수면을 위한 실내 온도 또한 계절에 따라 다르다. 그뿐만 아니라 성별에 따라서도 차이가 난다. 수면에 적합한 실내 온도는 일반적으로 18~23℃로 알려져 있다. 여름철 에어컨 온도는 24℃로 설정하고, 겨울철에는 실내 온도를 18℃로 맞추는 것이 적절하다. 다리가 뜨겁고 화끈거려서 잠을 청하지 못하는 사람은 차가운 시트를 다리 쪽에 까는 것도 하나의 방법이다. 그리고 미풍으로 튼 선풍기를 다리 쪽을 향해 회전시키는 것도 좋다. 반대로 머리를 차갑게 하는 것도 잠이 잘 오게 하는 효과가 있다.

잠옷에도 신경을 쓰자. 사람은 하루 중 잠들어 있을 때 땀을 가장 많이 흘린다. 그래서 보온 효과가 뛰어난 동시에 통기성이 좋은 잠옷을 선택하는 것이 좋다. 그리고 잠에서 깼을 때 피곤함이 계속 느껴지는 원인을 알고 보니 이불의 무게 때문이었던 경우도 있다. 그러니 잘 때 덮는 이불도 중요하게 생각하자.

매트리스의 강도도 중요한데, 누웠을 때 엉덩이가 푹 꺼지지 않는 정도가 좋다. 하지만 고령자는 등과 엉덩이의 근육이 젊은 사람보다 감소했기 때문에 쿠션 효과가 어느 정도 있는 것이 필요하다. 매트리스의 경우에는 눌렀을 때 3cm 정도 들어가는 제품이 일반적으로 좋다고 하지만, 개인의 체형이나 근육에 따라 차이가 나므로 자신에게 맞는 제품을 선택하자. 침대의 폭은 적어도 90cm 이상은 돼야 한다. 잠을 자면서 사람은 하룻밤 사이에 열 번 이상 뒤척이는데 침대 폭이 90cm보다 좁으면 몸이 침대 밖으로 빠져나갈 수 있기에 편히 잠드는 것이 어렵기 때문이다.

베개도 수면의 질을 좌우한다. 높은 베개가 편한 사람이 있고, 부드럽고 폭신폭신한 베개가 편한 사람이 있듯이 사람마다 선호하는 높이가 다르다. 일반적으로는 머리에 피가 너무 많이 쏠리지 않도록 목덜미 주변 뼈에 무리를 주지 않는 자세로 잘 수 있는 베개를 고르는 것이 좋다.

오히려 더 늦게 자고 일찍 일어난다

오랫동안 불면증으로 고생한 사람은 자리에 누워도 잠이 오지 않았던 기억이 잊히지 않아 이번에도 또 잠들지 못할까 불안해하는 마음이 점점 커진다. 그렇게 되면 오히려 눈이 말똥말똥해지는 일이 발생한다. 이러한 악순환을 끊으려면 오히려 적극적으로 늦게 자고 일찍 일어나 누워있는 시간을 줄여보자. 필요한 시간에만 자리에 누우면 수면의 질이 올라가기 때문이다. 그 후에 수면의 질이 높아지면 눕는 시간을 15분씩 늘려보자. 그렇게 하다 보면 목표 시간에 도달하게 되고 그때 불면증이 해소될 것이다.

잠들기 전에는 휴식 시간을 갖는다

잠을 잘 오게 하는 방법들을 하나씩 시험해보자. 가벼운 독서, 편안한 음악, 따뜻한 목욕, 명상, 요가, 아로마테라피 등이 좋다. 전문의의 지도가 필요하지만, 근육의 긴장을 풀어 주는 근이완 훈련이나 자율 훈련법 같은 바이오피드백도 효과적이다.

취침 4시간 전부터는 먹는 것을 피한다

커피나 차에 함유된 카페인에는 각성 작용이 있어 숙면을 방해한다. 커피나 차를 마신 지 20~30분이 지난 뒤에 나타나는 각성 작용은 그 효과가 5시간까지 지속되기도 한다. 그러므로 불면증에 시달리는 사람은 잠자리에 들기 4~5시간 전부터는 커피나 차를 삼갈 필요가 있다. 카페인은 홍차나 코코아, 에너지 드링크, 콜라, 초콜릿 등에도 들어있으니 이것들도 피해야 한다.

또한 야식을 너무 많이 먹으면 잠이 잘 오지 않아 수면의 질이 떨어진다. 늦은 시간에 배부르게 먹고 잠든 한밤중에 문득 눈이 떠질 때도 있는데 이는 소화가 충분히 되지 않은 채로 침대에 누웠기 때문이다. 자야 할 시간에 위장이 활발히 움직이면 잠을 잘 수 없다. 단백질이나 지방이 많은 음식 또한 수면에 방해가 된다. 만약 공복감이 심해서 도저히 잠이 오지 않을 때는 우유나 간단한 스낵 정도만 먹는 것이 좋다.

취침 시간에 흡연은 하지 않는다

물론 흡연을 권하는 것은 절대 아니며, 어디까지나 담배를 끊지 못하는 사람들을 위한 지침이다. 담배를 피우게 되면 니코틴이 교감신경에 작용해 활동이 활발해져 잠이 잘 오지 않게 되는 것이다. 그 효과는 최장 2시간 가까이 지속될 수 있다. 담배는 심장 혈관을 실처럼 가늘게 만들어버리는 작용도 한다. 취침 전에 피우는 담배 한 대는 협심증이나 부정맥의 원인이 되니 삼가도록 하자.

졸리기 시작하면 자리에 눕는다

하루 중 가장 졸리지 않은 시간대는 흥미롭게도 잠을 자기 위해 자리에 눕기 2~4시간 전이다. 평소보다 일찍 자리에 누워도 좀처럼 잠이 오지 않는 이유가 바로 그 때문이다. 졸리기 시작하는 시각은 그날의 활동량이나 계절에 따라 달라진다. 그렇기에 자는 시각을 정해 두지 않고 졸리기 시작할 때 눕는 것이 숙면의 비결이다.

억지로 자려고 애쓸수록 오히려 머리가 맑아져 잠이 오지 않는다. 이런 경우에는 일단 자리에서 일어나 책을 읽거나 음악을 듣다가 졸리기 시작하면 다시 자리에 눕자.

매일 아침 같은 시간에 일어난다

자리에 눕는 시각이 날마다 바뀌더라도 매일 똑같은 시간에 일어나는 것이 불면증 대책의 기본이다. 매일 아침 같은 시간에 햇볕을 쬐면 생체 시계의 시곗바늘이 리셋돼 생체 리듬이 지구의 자전 주기에 맞춰진다. 그렇게 되면 그날 밤에는 충분한 양의 멜라토닌이 분비돼 쾌적하게 잘 수 있을 것이다.

일어나면 커튼을 걷어 햇볕을 충분히 쬔다

일어난 후에 밝은 햇볕을 쬐면 망막에 있는 멜라놉신 세포를 자극해 생체 시계를 조정한다. 올바른 생체 리듬을 위해서는 이것이 가장 효과적이다. 오후에 쬐는 빛은 효력이 없기에 일어나면 최대한 빨리 빛을 받는 것이 좋다. 인간의 생체 시계는 그날 처음 빛을 쬔 시간으로부터 15~16시간 뒤에 졸음이 오게 설정돼 있다. 그래서 아침 7시에 햇볕을 쬔 날은 밤 10~11시에 졸음이 몰려온다.

낮잠은 정오에서 오후 2시 사이에 20~30분간 잔다

생체 리듬 중에는 12시간 주기도 있다. 낮에 쏟아지는 졸음은 건강한 몸이 보내는 신호다. 졸린 시각과 필요한 잠의 길이를 착각하지 않도록 낮잠을 알맞게 자는 습관을 들이자.

하루에 규칙적인 식사와 운동을 한다

뇌에 에너지를 공급하려면 아침 식사가 필수다. 잠들어 있는 동안에 다 써버린 포도당을 공급하는 의미에서 아침에 당질을 섭취하는 것은 중요하다. 규칙적으로 아침 식사를 하는 습관을 갖고 있으면 아침을 먹기 1시간 전부터 위장이 활발하게 움직이기 시작해 상쾌한 기분으로 눈을 뜰 수 있다.

낮에 하는 운동은 근육이나 위장에서 생성되는 멜라토닌을 증가시켜 숙면을 돕기 때문에 30분 정도의 가벼운 산책이나 체조, 달리기나 수영 등 땀이 살짝 나는 정도만으로도 충분하다. 몸에 무리가 가지 않는 운동을 매일 하는 습관을 기르자.

잠잘 때 생활 습관병이 있다면 치료를 받는다

수면무호흡증후군은 각종 생활 습관병을 유발하는데, 코를 심하게 고는 사람이라면 이를 검사해 볼 필요가 있다. 그리고 다리에 경련이 일거나 저리는 사람은 수면 전문의에게 진찰받길 바란다.

낮에 졸음이 심하게 쏟아지면 의사와 상담한다

낮에 졸음이 심하게 쏟아지거나 주말에 평일보다 3시간 이상 더 자는 사람이 있다면 수면 부족이다. 충분히 잤어도 숙면하지 못했을 가능성이 있다. 수면무호흡증후군 등 치료가 필요한 질환이 숨어 있을 가능성이 크니 의사와 상담해보자.

자기 전에 마시는 술이 불면증의 원인이다

수면제 대신 술을 마시는 행위는 절대 금물이다. 이러한 음주 습관이 생기면 주량이 자꾸 늘어나게 된다.

수면제는 의사의 처방에 따라 복용해야 안전하다

수면제를 먹으면 처음에는 효과가 있지만, 점차 내성이 생겨 결국 의존증에 걸릴 수 있다는 잘못된 인식을 지닌 사람이 많다. 완전히 틀린 말은 아니지만, 의사의 처방에 따라 올바르게 복용하면 수면제가 알코올보다 훨씬 안전하다.

불면증은 방치하면 만성화된다. 그리고 장기간 지속된 불면은 생활 습관병이나 암의 원인이 되기도 한다. 큰 병에 걸리지 않도록 수면제를 올바르게 복용하는 법을 알아야 한다.

제4장

시계유전자를 조정하는 운동법

운동으로 유전자를 바꾸다

건강한 몸을 만들기 위해서는 운동이 필수다. 운동을 하면 근육이 자극돼 마이오카인이라 불리는 호르몬이 분비된다. 그리고 뼈나 연골이 자극을 받기 때문에 너무 격한 운동만 아니라면 골밀도가 증가해 골다공증을 예방할 수 있다. 또 연골을 보호해 무릎 관절이나 고관절에 있는 연골 세포가 건강해진다. 이때 분비된 마이오카인 myokine은 혈당치나 혈압을 낮춰 건강을 증진하고 수명을 늘리며 뇌의 해마를 자극해 기억력도 향상시킨다고 알려져 있다.

최근에는 분자 생물학의 발달로 건강 의학 분야가 급속히 발전하면서 운동학에도 패러다임 전환이 일어나고 있다. 그 첫 번째가 운동이 유전자에 끼치는 영향이다. 운동에는 나쁜 유전자를 좋은 유전자로 바꾸는 작용이 있다. 그래서 정크DNA가 후성 유전학의 과정에 작용해 게놈의 형태를 바꾼다. 그 결과, 유전자 발현이 변화해 좋은 유전자가 늘어난다는 사실이 밝혀졌다.

예를 들어 걷기나 가벼운 달리기는 뇌세포의 해마, 전두엽, 편도체 등에 영향을 미쳐 기억력을 향상시키고, 뇌의 노화를 막으며, 우울한 기분을 경감시켜 불안 장애가 점차 사그라질 수 있게 한다.

두 번째는 운동이 생체 시계에 미치는 영향이다. 마이오카인은 근육에 있는 시계유전자 BMAL1에 작용해 흐트러진 생체 리듬이 다시 적정한 주기(24시간±0.4시간)로 반복할 수 있게 만든다. 또 근육뿐만 아니라 몸속 세포에 있는 여러 호르몬에 작용해 몸과 마음을 건강하게 돌려놓는다. 예를 들어 우울한 기분이 들게 하는 호르몬인 키뉴레닌을 억제해 스트레스를 줄여준다. 또 뇌가 열심히 움직일 수 있도록 이리딘을 증가시켜 건망증을 개선하고, 알츠하이머병을 예방한다.

혈중 농도가 증가하는 젖산도 정크 DNA에 작용해 나쁜 유전자를 좋은 유전자로 바꿀 수 있다. 젖산은 머리 회전을 빠르게 하는 호르몬인 오렉신을 촉진시켜 업무 효율을 높여준다.

운동은 췌장, 간, 신장, 지방 조직을 자극시켜 인슐린, 키뉴레닌, 그렐린 같은 호르몬을 증가하게 한다. 그중 오렉신 같은 호르몬은 생체 시계에 작용해 생체 리듬의 하루 길이를 조정해 그날에 맞게 다시 맞춰 놓는다. 그리고 그날의 수면과 기상 리듬을 조정한다. 이 밖에도 제6장에서 얘기하겠지만 마이오카인은 저산소 유도 인자HIF, Hypoxia-inducible factor 알파 유전자에 정보를 전달해 생체 시계를 활동적으로 움직이도록 만들어 변화의 폭이 큰 생체 리듬을 생성하기도 한다.

운동이 우리 몸에 끼치는 영향

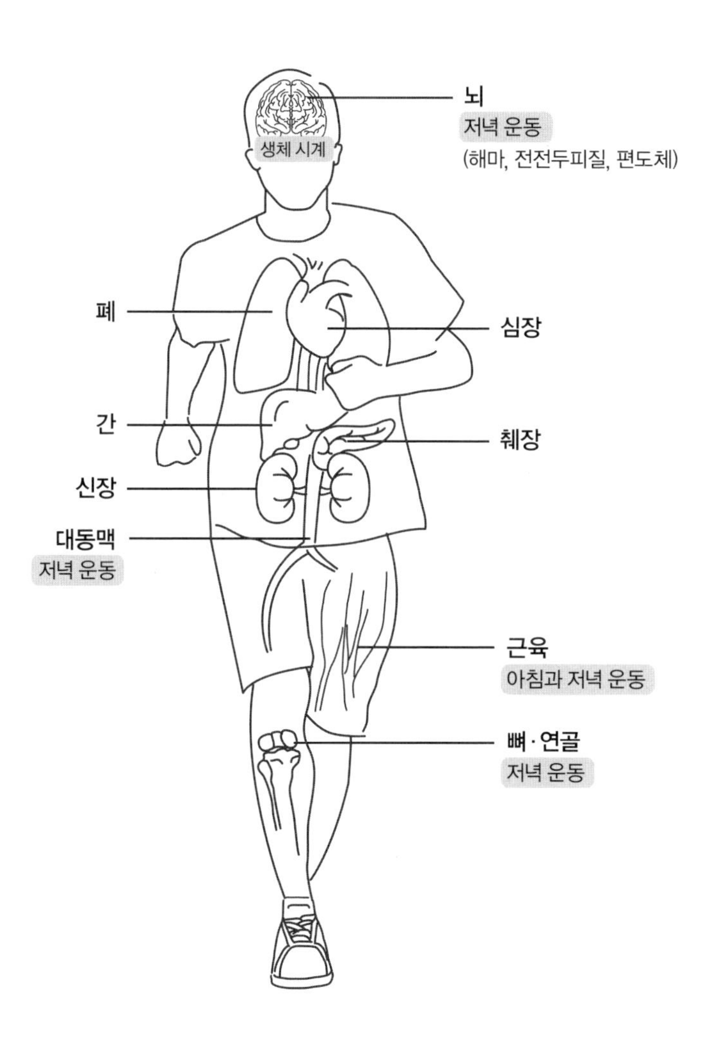

운동은 생체 시계를 강화하고 근육이나 뼈뿐만 아니라 뇌, 심장, 신장, 혈관, 췌장, 간에도 작용해 다양한 호르몬 유사 물질을 분비시켜 유전자를 바꿔나간다.

Point 5 진실은 직감으로 간파하라

“강력한 직관은 근거가 미약한 검사보다 훨씬 힘이 세다.”

이것은 암 전문 내과 의사이자 연구자인 싯다르타 무케르지(Siddhartha Mukherjee) 박사가 2015년에 출간한 《의학의 법칙들》에서 한 말이다. 그는 ‘진실은 직감으로 간파하라. 눈에 보이지 않는 숨은 본질을 꿰뚫어 보기 위해서는 경험을 토대로 한 날카로운 직감만한 것이 없다. 흔한 검사는 감도도 정밀도도 높지 않다’라고 주장한다.

이 의견에 동의하는가. 효율을 올리려면 진실을 간파할 줄 아는 힘을 길러야 한다. ‘운동은 건강에 좋다’라는 이 말이 정답일까? 당신의 직감은 어떤가.

레오나르도 다빈치는 건강을 유지하는 비결을 다음과 같이 소개했다. “운동은 가볍게 하는 것이 가장 좋다. 가볍게 움직이면 전신의 혈류가 원활해져서 피로 물질이 몸 밖으로 잘 배출된다.”

운동은 언제 하는 것이 효과적인가

'아침에는 주의가 필요하다'라는 말을 들으면 아래처럼 생각하는 사람이 있다. '심장에 문제가 생길까 불안한데, 차라리 올빼미형 인간이 될까?' '다행이네! 난 항상 해가 중천에 떠야 일어나는걸.'

두말할 것 없이 이는 잘못된 생각이다. 생체 시계를 제대로 관리하려면 아침 일찍 일어나야 하기 때문에 이는 결코 늦잠을 자도 된다는 말이 아니다.

적당한 운동은 우리 몸에 좋은 영향을 주기 때문에 건강에 좋은 습관으로 걷기나 달리기가 인기다. 운동은 언제 하느냐에 따라 기대할 수 있는 효과에 조금 차이가 있기 때문에 이른 아침에 하는 사람도 있고, 저녁이나 늦은 밤에 하는 사람도 있다.

생체 시계를 조정하기 위해서는 햇볕을 쬘 수 있는 아침 운동이 더 효과적이다. 빛이 없는 흐린 날에도 충분한 효력이 있다. 생체 시계를 초기화하려면 2,500lux 이상의 빛이 필요하다고 알려져 있는데, 맑은 날에는 오전 10시의 태양광 밝기가 6만 5,000lux, 한여름 낮의 밝기는 10만lux를 넘고 흐린 날에도 야외의 자연광 밝기가 1만lux 정도 되니 걱정할 필요가 없다.

참고로 빛이 중요하다고 해서 뜨거운 햇볕을 오래 쬘 필요는 없다. 오히려 자외선은 몸에 해롭다. 오히려 오랜 시간 빛에 노출된다면 열사병에 걸릴 위험이 있다. 하늘이 흐릴 때는 30분 정도 쬐는 것으로 충분하다.

하지만 운동의 목적이 신체 단련이라면 아침에 하는 것은 적절하지 않다. 신체 능력에도 하루의 리듬이 있다. 일어난 직후에는 근육이 경직돼 있기 때문에 그 상태에서 운동하면 피로가 쌓이기 쉽고 능력을 발휘하는 것이 어렵다. 운동 능력이 가장 좋아지는 시간대는 일어난 지 약 10시간 뒤로, 이는 저녁부터 밤까지를 말한다.

운동 능력은 체온의 리듬과 깊은 관련이 있다고 여겨진다. 우리 몸의 심부 체온은 일반적으로 이른 아침에 가장 낮고, 점차 올라가 저녁에서 밤사이에 가장 높아진다. 체온이 상승할수록 근육 강도나 유연성, 심폐 능력, 순발력 등 운동과 관련된 여러 능력들이 향상하기 때문이다.

실제로 스포츠 선수들의 성적이 대부분 오후 5시 이후에 더 좋아지고, 밤에 하는 훈련이 아침보다 근력을 빠르게 향상시킨다고 알려져 있다. 예를 들어 골프의 경우, 해가 뜨기도 전에 집에서 나와 이른 아침부터 코스를 도는 사람이 많은데, 실제로는 오후에 시작하는 편이 좋다. 인간의 몸은 오후 2~7시에 악력이 강해지게 설정돼 있다. 그렇기 때문에 오후에 코스를 돌면 오전보다 골프채를 힘있게 잡을 수 있어 좋은 성적을 기대할 수 있다.

하지만 너무 늦은 시간까지 운동을 하는 것은 권하지 않는다. 신경을 자극시켜 수면을 방해하기 때문이다. 잠자리에 들 시각을 고려해 운동 일정을 짜는 것이 좋다. 이러한 점을 모두 생각해 봤을 때, 아침에는 라디오 체조나 산책 같은 가벼운 운동을, 저녁부터 밤에는 몸을 단련시킬 수 있는 운동을 하는 것이 가장 이상적이다. 아침에는 운동보다 햇볕 쬐는 것을 중요하게 생각해야 한다. 커튼을 걸어 방에 햇볕이 들게 하고, 빛이 부족하다고 느껴지면 전등을 켜보자. 그런 다음 라디오 체조나 가벼운 스트레칭을 하기만 해도 생체시계가 조정될 것이다.

오전 11시 이후에 하는 걸기 운동의 효과

당뇨병이나 중등도 이상의 비만, 수면무호흡증후군으로 고민인 사람은 오전 11시 이후에 걷기 운동을 해보자. 근무 중 졸음이나 의욕 저하가 개선될 것이다. 이런 사람들에게 가장 효율이 좋은 운동 시간대는 저녁이 아니라 점심 식사 전이다. 이 시간대에 혈당을 낮추는 인슐린의 효과가 높아지기 때문이다. 혈당이 낮아지면 자율신경이 안정되고, 면역력과 호르몬의 기능이 활성화된다. 또한 생체시계의 작용도 강해져 걷기 운동 후 업무 효율이 올라간다.

오전 11시 이후에 하는 걷기 운동은 내장 지방을 태우는 효율이 가장 높기 때문에 10분 정도만 해도 충분하다. 그러니 체중 증가로 고민하는 직장인이라면 내장 비만 예방과 해소에 효과적인 걷기 운동을 해보자. 짧은 시간이라도 매일 꾸준히 하면 더 큰 효과를 볼 수 있다.

골다공증을 예방하는 세 가지 열쇠

뼈는 매일 오래된 부분을 녹이는 골 흡수와 새로운 뼈를 만드는 골 형성 작업을 통해 다시 태어난다. 이때 혈액 속에 있는 뼈의 성분인 칼슘과 인은 낮에 증가했다가 밤에 감소한다. 즉, 뼈는 낮에 녹아서 혈액을 통해 흘러나가고, 밤에 새로 만들어진다. 이러한 작용이 주기적으로 반복되기 때문에 골량이 일정하게 유지되는 것이다.

그런데 뼈를 녹이는 작용이 뼈를 만드는 기능보다 정도를 넘어서게 되면 골다공증에 걸리게 된다. 여기서 골다공증은 골량이 줄어들어 구조적으로 강도가 약해지는 병을 말한다. 다양한 연구 끝에 생체 시계가 어긋나 생체 리듬이 흐트러지면 뼈의 흡수와 형성의 균형이 무너져 골다공증의 원인이 된다는 사실이 밝혀졌다. 뼈가 흡수되고 형성되는 24시간 주기에는 피리어드1과 피리어드2, 크라이1과 크라이2, BMAL1 등의 시계유전자가 관여하게 되는데, 이들 중 어느 한 곳이라도 문제가 생기면 골다공증에 걸리고 만다.

골다공증을 예방하는 세 가지 핵심은 영양, 운동, 햇볕이다. 첫 번째로 골다공증에는 칼슘과 비타민D 영양소가 중요하다. 양질의 단백질과 적정량의 비타민C, 비타민K를 섭취하는 것도 도움이 된다.

식사에서 필요한 영양소를 골고루 균형 있게 섭취하는 것이 가장 중요하다.

뼈 형성은 밤에 이뤄진다. 그렇기에 저녁 식사를 제대로 챙기는 것이 중요하다. 흡수가 잘 되는 칼슘이 들어있는 유제품, 비타민D가 풍부한 생선과 버섯, 비타민K가 풍부한 낫토나 녹황색 채소 등을 충분히 섭취해주는 것이 좋다. 인스턴트식품이나 염분, 알코올, 흡연, 카페인은 칼슘의 흡수를 막기 때문에 저녁 식사에서 주의가 필요하다.

두 번째로 뼈를 튼튼하게 만들기 위해선 운동이 중요하다. 운동으로 적절한 자극을 주면 뼈가 튼튼해질 뿐만 아니라, 근력이 생겨 넘어지거나 부러지는 사고를 방지할 수 있다. 만약 골다공증에 걸린 상태라면 걷기 운동이나 하반신을 단련하는 체조가 도움이 되며, 고령자의 경우에는 관절에 부담이 가지 않도록 물속에서 걷는 운동을 하는 것이 좋다.

마지막으로 적당한 양의 햇볕을 쬐는 것이 좋다. 일광욕은 체내의 비타민D 합성을 촉진해 칼슘이 뼈에 잘 흡착되도록 돕는다. 결론적으로 앞에서 말한 아침에 라디오 체조를 하거나 낮에 야외에서 걷는 습관은 생체 시계를 조정하는 효과뿐만 아니라 골다공증 예방에도 도움이 된다는 것을 알 수 있다.

골다공증 치료제에 함정이 있다?

일반적으로 살이 찐 사람은 마른 사람보다 골절을 당하는 일이 적다고 한다. 그 이유는 몸에 늘 무거운 추를 달고 다니는 것과 같아 골질이 단단해지기 때문이다. 그리고 중력의 영향을 덜 받는 물속에서 훈련하는 수영 선수의 경우에는 몸에 체중을 실을 일이 적기 때문에 대퇴골 경부의 골밀도가 낮다는 사실이 밝혀졌다.

우주 비행사가 국제우주정거장에 장기간 머무르면 골량이 감소해버리는데 이는 미소 중력의 환경에서 뼈가 서서히 녹기 때문이다. 그래서 요즘 우주 비행사들은 낮에 뼈가 녹는 양을 줄여주는 비스포스포네이트bisphosphonate라는 치료제를 사용해 우주에서 임무를 수행하고 있다. 이 약은 임상 의학에서도 골다공증 예방에 많이 사용한다. 하지만 이 약에도 주의가 필요하다. 비스포스포네이트는 대퇴부 경부 등의 골절 예방에는 효과적이지만, 골간의 골절 빈도를 증가시킬 위험이 있다. 낮과 밤 24시간 주기로 이뤄지는 뼈의 교체를 막아 오래된 뼈만 남아버릴 수 있기 때문이다. 그렇기에 약에 의존하기보다는 운동과 수면의 질을 향상하는 생활 치료가 먼저다.

뇌를 건강하게 만드는 저녁 운동

운동은 우리 뇌를 활성화시켜 해마의 신경 세포를 자극해 부피를 늘린다. 반대로 운동을 하지 않아 해마의 부피가 줄어들었을 때 걸리는 대표적인 질환이 알츠하이머병이다. 운동은 뇌유래신경영양인자BDNF를 증가시켜 뇌신경 세포를 활성화한다. 그러면 신경 세포 간의 신속한 연락이 가능해져 기억력이 향상된다. 결론적으로 운동에는 기억력을 개선하는 효과가 있다.

운동을 하면 근육이 자극돼 마이오카인이라는 호르몬이 증가한다. 마이오카인에는 인터류킨6IL-6과 간이나 골격근 등에서 생산되며 인슐린과 유사한 작용을 하는 호르몬인 인슐린유사성장인자-1IGF-1, 혈관내피성장인자VEGF 등이 있다. 이들은 저마다 면역력을 향상시켜 암세포를 억제하고, 당뇨병을 개선하며, 혈액을 원활하게 순환시킬 수 있도록 혈관을 튼튼하게 만들어 동맥류를 예방하는 효과를 가지고 있다.

해마를 자극해 기억력을 활성화하려면 산책이나 달리기 같은 전신성 지구력 운동이 효과적이다. 30분을 기준으로 빠르게 걷거나 가볍게 뛰는 정도의 그리 강도가 높지 않은 운동을 권장한다.

버피 테스트

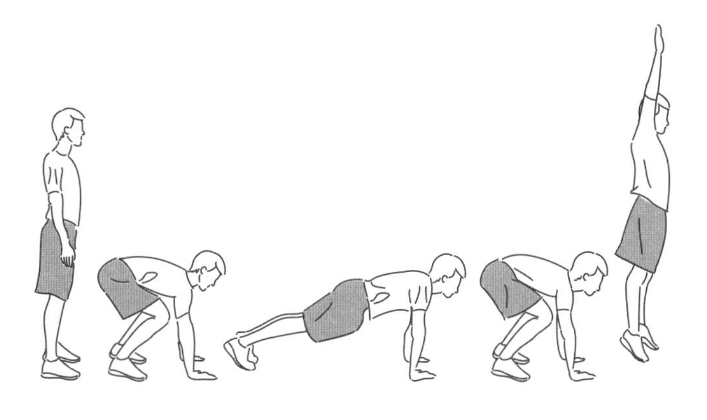

다리를 어깨너비로 벌리고, 몸을 굽히면서 양손으로 바닥을 짚는다. 양다리를 뒤로 쭉 뻗었다가 다시 제자리로 돌아온 다음 그 자리에서 위로 높이 뛴다. 20초를 한 세트로, 5~8세트를 하면 단시간에 높은 효과를 얻을 수 있는 고강도 인터벌 트레이닝(HIIT)이 된다.

저항성 운동도 효과적이다. 저항성 운동이란 근육에 저항을 주는 동작을 반복해 근력을 향상시키는 운동을 말한다. 맨몸 스쿼트, 팔 굽혀 펴기, 똑바로 누워 무릎을 직각으로 들고 윗몸 일으키기를 하는 등의 근육 운동들이 이에 해당한다.

너무 바빠서 따로 운동할 시간을 낼 수 없는 사람에게는 5~10분이면 할 수 있는 고강도 인터벌 트레이닝을 권한다. 예를 들어, 20초 동안 전력을 다해 버피 테스트를 한 다음 10초 동안 쉬는 것을 한 세트로, 총 5~8세트를 반복하는 것이다. 뇌를 활성화시켜 기억력이나 창의력을 높여 뇌유래신경영양인자를 증가시키는 효과가 크므로 일하는 도중에 틈틈이 하면 업무 효율이 올라갈 것이다.

운동은 뇌의 혈액 순환을 원활하게 하고 혈액량도 증가하게 한다. 그러면 뇌신경 세포뿐만 아니라 신경아교세포의 작용 또한 강해져 자율신경이 좋아진다. 바로 눕거나 옆으로 누운 자세에서 하는 운동이 효과가 높다고 알려져 있으므로 다양한 자세로 저항성 운동을 해보기 바란다. 자율신경이 안정돼 기분이 전환된 효과를 얻으면 그만큼 업무 효율이 올라갈 것이다.

만성 통증에 효과적인 아침저녁의 가벼운 운동

전신의 근육이나 관절에 강한 통증이 이어지거나 또는 턱관절증처럼 통증이 광범위하게 나타나는 것을 만성 통증이라고 한다. 만성 통증의 특징으로는 첫째, 근육이나 관절 같은 심부 조직에 지속적인 통증이 발생한다. 둘째, 몸 전체에서 나타나는 전신성 질환과 특정 부위에 나타나는 양측성 질환으로 인해 통각이 과민해진 상태다. 셋째, 항우울제나 항경련제가 들을 때가 있다. 넷째, 우울감이나 수면 장애 등을 동반할 때가 많다. 다섯째, 스트레스로 인해 증상이 악화하기도 한다 등을 들 수 있다. 이러한 통증의 원인은 뇌의 디폴트 모드 네트워크에 변화가 생겨 균형이 무너졌기 때문으로 보인다.

일본에서는 인구의 13.4%, 즉 1,700만 명 정도가 각자 다른 이유로 인해 만성 통증을 겪고 있다. 연령별로는 50세 이상, 성별로는 여성에게 더 많은 것으로 나타난다. 대상피질의 앞부분인 전대상피질과 대뇌섬피질insular cortex 등 통증으로 발생한 급격한 감정이나 불쾌감에 관여하는 뇌 영역에도 정보가 전달된다. 이 밖에도 직접 편도체나 시상하부에 들어가는 경로도 있다. 이처럼 통증 정보는 뇌 속을 돌아다닌다.

만성 통증에 관여하는 영역

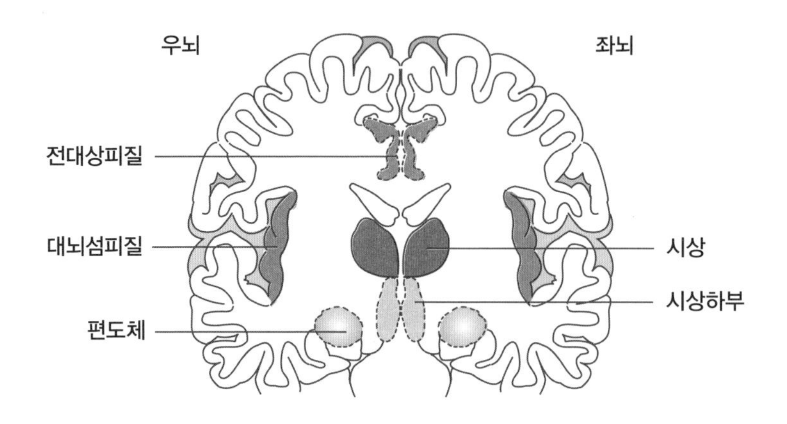

만성적인 통증의 원인은 뇌에 있다. 뇌의 디폴트 모드 네트워크에 문제가 생겨 전대상피질, 대뇌섬피질, 편도체, 시상하부의 균형이 무너지는 것이 원인이다. 만성 통증을 해소하는데 빨리 걷기나 수중 걷기 등 강도가 높지 않은 운동이 효과적이다.

만성 통증의 키워드는 '후성 유전학'이다. 세포의 핵에는 염색체가 있고, 그 안에 유전자가 있다. 유전 정보는 DNA 염기 서열에 저장되는데, 그 배열의 차이로 인해 각종 질병이 발생하거나 성격이 결정되기도 한다.

반면, 염기 서열이 바뀌지 않았는데도 유전자 발현이 변화할 때가 있다. 환경이나 경험으로 인해 유전자의 스위치가 온-오프 되어버리는 것이다. 예를 들어 DNA에 메틸기methyl group라는 화합물이 달라붙어 메틸화되면 유전자 발현이 억제되는 것을 볼 수 있다. 즉 후성 유전학이란 DNA의 염기 서열이 변화하지 않았지만, 유전자 발현에 있어 조절 인자의 변형으로 일어나는 다양성을 연구하는 학문을 말한다. '태생보다는 환경이 중요하다'라는 말이 있는데, 이 말에서 '태생'은 염기 서열을 뜻하고, '환경'은 살아온 상황과 경험을 뜻한다.

통증은 스트레스나 우울감이 있을 때 더 심해지는데 이는 휴식이나 웃음, 놀이 등을 통해 줄일 수 있다. 이러한 심리적 상태만으로도 유전자 발현 방법이 달라지는 것이 아닐지 추측된다.

만성 통증에 가장 효과적인 방법은 운동 요법이다. 빨리 걷기 같은 운동을 강도가 지나치게 높지 않게 하는 것이 효과적이며, 며칠만 지속해보면 통증이 줄어드는 것을 느낄 수 있다. 바쁜 일상으로 정기적인 운동을 하기 힘든 사람도 앉아있는 시간을 줄이고 일상생활에서 활동량을 늘리면 통증을 완화하는 뇌의 네트워크가 복구돼 통증을 억제할 수 있다.

동맥 경화와 대동맥류를 예방하는 저녁 운동

복부 초음파 검사에서 '대동맥에 동맥 경화가 있네요', '약간의 동맥류 기미가 보이네요'라는 말을 듣고 가슴이 철렁했던 사람이 있을 것이다. 이는 운동할 시간을 내기 힘든 직장인에게 흔한 일이다. 고혈압이나 당뇨병과 마찬가지로 복부 대동맥류도 생활 습관병이다.

이러한 생활 습관병은 면역력의 균형을 무너뜨리고 대동맥 일부에 동맥 경화를 초래한다. 그 영향은 복부 대동맥에 나타나기 쉬우며, 그곳에 염증이 생기기 시작한다. 그러면 염증 매개체인 몇몇 나쁜 호르몬이 염증이 생긴 곳을 집중적으로 공격해 상처가 점점 더 넓게 번지게 된다. 상황을 잠재우기 위해 면역 세포가 몰려들어 복구를 시작하지만, 오히려 그것이 해가 돼 대동맥의 벽이 점점 얇아진다. 그리고 그렇게 얇아진 동맥 부위가 점점 늘어나 동맥류가 되는 것이다. 이러한 악순환의 고리를 끊기 위해 등장하는 것이 생활 치료다. 수면과 식사 그리고 적절한 운동을 통해 생활의 기본을 다시 점검해보자.

생활의 기본 중 운동 치료에 대해 알아보자. 이제껏 위와 같은 환자들에게 수많은 운동법을 시행해봤다. 먼저 숨이 끊어질 정도로

격렬한 자전거 운동을 40분 동안, 일주일에 최소 3일은 하게 한 후 3개월 뒤에 효과를 조사해봤지만, 대동맥의 크기에는 변화가 없었다. 그래서 근력 트레이닝 10분을 추가한 후 12개월 뒤에 다시 검사했다. 하지만, 여전히 동맥류의 크기에는 변함이 없었다.

이런저런 시행착오를 겪은 결과, 약한 강도의 운동이 오히려 동맥류의 크기를 줄어들게 만든다는 사실을 알았다. 편한 걷기 운동을 50분 정도, 일주일에 1~2회 꾸준히 실천하게 하자 약 두 달 뒤에 효과가 나타났다. 게다가 운동 치료를 지속할수록 동맥류의 크기가 줄어들어 2년 뒤에는 증상이 가벼워졌다. 심폐 기능은 그리 개선되지 않았지만, 혈관이 다시 젊어지는 효과를 낳았다. 구체적인 효과는 다음과 같았다.

1. 혈관 내피세포에서 혈관을 보호하는 호르몬이 분비돼 튼튼해졌다.

2. 전신의 면역력이 적당히 활성화돼 내장 지방이 감소했다.

3. 지방세포의 작용이 조정돼 항노화 호르몬의 분비가 증가했다.

4. 항노화 호르몬이 손상된 대동맥의 벽을 복구했다.

무턱대고 강도 높은 운동을 하는 것은 생활 습관병 치료에 좋지 않다. 또 운동을 누가 시켜서 억지로 하는 것보다는 자발적으로 즐겁게 하는 편이 훨씬 효과적이다.

오래 앉아있는 습관을 버리고 움직이자

업무 효율을 높이려면 우선 몸이 건강해야 한다. 그래서 최근 주목받고 있는 것이 '지나치게 오래 앉아있는 습관'이다.

호주 멜버른에 있는 빅토리아대학교 연구 팀의 보고서에 따르면 텔레비전 앞에 1시간 동안 가만히 앉아있을 때마다 하루에 22분씩 평균 수명이 줄어든다고 한다. 이는 앉아있는 시간이 긴 사람일수록 당뇨병, 고혈압, 심장병, 뇌경색, 암에 걸릴 위험이 현격히 증가한다는 충격적인 보고였다. 이러한 조사에 대해 현재 미국을 비롯한 세계 각국에서 추가 실험을 진행 중이지만, 결과가 지금과 크게 달라지지는 않을 것이다.

와세다대학교 스포츠과학학술원의 오카 고이치로 교수도 지나치게 오래 앉아있는 습관에 대해 올바른 지식을 갖는 것이 중요하다고 강조한다. 그의 연구에 따르면 30분 이상 계속 앉아있으면 위험하니 30분~1시간에 한 번은 하던 일을 중단하고 일어나야 한다. 이를 위해 5분 정도 짧은 시간 동안 할 수 있는 일을 준비해 두는 것이 좋다. 텔레비전을 볼 때도 광고가 나오는 시간을 이용해 스트레칭을 해보자.

계속 앉은 채로 있으면 근육의 약 70%를 차지하는 다리를 쓰지 않아 혈류가 정체되고 체내 세포의 대사가 저하된다. 그렇기에 발뒤꿈치를 들거나 다리를 박자에 맞춰 들어올리는 운동 등을 하는 것이 좋다.

어쩔 수 없이 책상에 앉아 일하는 직장인이라면 허리나 어깨에 부담이 가지 않도록 노력하자. 의자 높이는 허리를 곧게 펴고 앉았을 때 다리가 바닥과 수직을 이루게 조절한다. 엉덩이와 허리를 의자 깊숙이 넣고 바른 자세를 취한다. 그리고 20분마다 가벼운 운동을 하자.

다음과 같이 직장인들이 사무실에서도 가볍게 할 수 있는 운동을 소개하겠다. 오른손으로 왼쪽 어깨를 누르면서 어깨를 천천히 3초 정도 위로 올렸다가 다시 천천히 내린다. 이 동작을 세 번 반복하자. 그런 다음 왼손으로 오른쪽 어깨를 누르면서 같은 동작을 한다. 그러고 나서 양팔을 천천히 위로 올려 3초 정도 등을 펴듯이 쭉 늘리는 동작을 세 번 반복한다. 그런 다음 양팔을 등 뒤로 넘겨 깍지를 낀 채로 3초 정도 가슴을 쭉 늘린다. 이 동작도 세 번 반복한다.

앞에서도 이야기했지만, 일하는 중이라 하더라도 한 시간에 한 번은 자리에서 일어나자. 자리에서 일어나 걸으면서 업무에 대해 생각하다 보면 허리와 어깨도 풀리고 좋은 아이디어도 떠오를 것이다.

성관계에 가장 안전한 계절, 여름

성관계는 부부 관계를 원만하게 하는 비결이지만, 심근경색의 원인이 될 때가 있다. 이러한 증상은 겨울에서 봄으로 넘어갈 때 가장 많고, 7~8월에 가장 줄어든다. 여름에는 혈압 상승이 그리 심하지 않기 때문에 사고가 적은 편이다. 사고는 주로 50~60대 남성에게서 많이 일어나지만, 결혼을 앞둔 젊은 커플도 위험할 수 있다. 성관계 중에는 혈압이 평소보다 120mmHG이나 상승해 200mmHG를 넘을 만큼 높아진다. 맥박도 증가해 100을 훌쩍 넘기기 때문에 몇 분만에 심근경색이나 뇌출혈의 원인이 될 수 있다. 특히 불륜 상대나 젊은 이성과의 성관계는 이상하리만치 혈압을 상승시키므로 주의해야 한다.

하지만 성관계로 혈압이 상승하는 것은 어디까지나 일시적이다. 오르가즘에 도달하면 여성과 남성 모두 애정 호르몬인 옥시토신, 행복 호르몬인 세로토닌 그리고 프로락틴의 분비로 평온한 충족감을 느끼게 된다. 그중에서도 성관계의 만족감을 높이는 작용이 가장 강한 호르몬인 프로락틴은 분비량이 많기 때문에 혈중 농도가 적어도 1시간은 지속된다. 프로락틴의 농도가 높으면 남성은 한 번

더 하려고 해도 바로 대응하지 못한다. 반대로 여성은 프로락틴이 급격히 증가해 오르가즘에 도달한 후에도 약 1시간 동안 깊은 성적 만족감이 유지된다. 프로락틴은 숙면을 유도하는 작용을 하므로 성관계를 맺은 후에 깊은 잠을 잘 수 있게 도와준다. 그리고 야간에 혈압을 낮추는 효과도 얻을 수 있다. 이 밖에도 프로락틴에는 면역력을 높이는 효과가 있으므로 결과적으로 성관계는 건강에 좋다고 할 수 있다.

젊음을 유지할 수 있는 시간 미용과 시간 아로마

젊음과 건강함, 아름다움을 평생 유지하고 싶은 마음은 남녀 누구나 똑같을 것이다. 우리 몸에는 시간을 만들어내는 시스템이 있으며, 이를 '생체 시계'라 부른다. 뇌의 시상하부에는 중추 시계가 있고, 몸에 있는 거의 모든 세포에는 말초 시계가 있다. 그 속에서 '시계유전자'라 불리는 유전자가 시간을 인식한다.

생체 시계는 시간을 만들어내는 한편, 노화를 억제해 젊음을 유지하려는 중요한 작용을 한다. 자율신경이나 호르몬을 조절하고, 염증을 억제하며, 면역계의 작용을 향상함으로써 젊음을 유지시킨다. 하지만 불규칙한 생활이 반복되다 보면 시계유전자에 이상이 생겨 생체 시계가 크게 흐트러지게 되고, 그 결과 노화 현상이 일찍 나타날 수 있다.

그렇게 되면 자율신경의 작용이 저하되고, 면역력이 떨어지며, 호르몬의 균형이 흐트러지고, 피부나 뼈에 노화의 조짐이 나타난다. 그로 인해 피부에 기미와 주름이 늘어나고 골다공증에 걸려 뼈가 잘 부러지게 되며, 노화가 몇 배나 빠르게 진행된다. 쉰 살이 넘어가면 누구나 피부가 눈에 띄게 건조해지고 주름과 기미 같은 것이 두

드러지게 되는데 이는 수분 유지나 콜라겐 합성 같은 피부 리듬이 흐트러지기 때문이다.

최근에는 생체 시계를 활용해 피부를 보호하는 시간 미용이 주목받고 있다. 피부 건강과 관련 있는 시계유전자의 작용에 착안해 기능을 활성화하는 것이다. 이는 손상된 피부를 회복시키고 노화를 예방해 건강하고 아름다움을 유지하려는 시도 중 하나다. 피부는 신체 외부를 덮고 있는 얇은 막인데 그중 중요한 역할인 장벽과 보습 기능을 맡고 있다.

성인의 피부는 약 1.6㎡나 되며, 표피·진피·피지선·땀샘·모발·손발톱 등으로 이루어졌다. 표피는 두께가 평균 약 0.2mm인 매우 얇은 막으로 피부 표면에 존재하며, 외부의 먼지나 균 등이 체내로 들어오지 못하게 막는 동시에 몸속 수분이 과도하게 증발하지 않도록 보호한다. 표피는 대부분 케라티노사이트라는 세포로 구성돼 있다. 이 세포는 케라틴이라는 단백질을 다량 함유하고 있는데 그 중 보습 기능이 피부를 촉촉하게 한다. 진피는 표피 아래에 있으며, 피부의 탄력성을 담당하는 콜라겐을 다량 함유한 두터운 조직이다. 체중의 15% 정도를 차지하고 있어 몸속에서 가장 큰 장기라고도 불린다. 다음으로 진피에는 콜라겐을 생성하는 섬유아세포가 있고 면역을 조절하는 대식 세포 같은 세포가 다수 존재한다.

표피와 진피에는 생체 시계가 들어있는데 이들은 피부에 리듬을 만든다. 낮에는 발현량이 증가해 장벽과 보습 기능에 관여하는 피부 방어 유전자가 외적인 인자나 건조함으로부터 피부를 보호한다. 밤에는 낮에 손상된 피부 세포를 복구하고 콜라겐을 생성하는데, 이는 표피의 케라티노사이트에 시계유전자가 강하게 발현돼 콜라겐의 생성량이 증가하는 것을 말한다.

피부 세포가 노화하기 시작하면 시계유전자의 리듬이 흐트러지는데 이렇게 되면 손상을 복구하는 것이 어려워진다. 피부 세포의 작용을 개선하려면 시계유전자의 리듬을 회복시키려는 노력이 필요하다. 그러기 위해서 규칙적인 수면 리듬과 숙면이 중요하다.

대부분의 사람들이 잠을 제대로 자지 못한 날에는 피부 상태가 나빠지고, 잠을 푹 잔 날에는 피부에 생기가 도는 것을 경험해 봤을 것이다. 이는 수면 리듬이 안정되면서 시계유전자의 작용이 활발해져 피부 기능이 회복되기 때문이다. 일에 쫓겨 생활 리듬이 엉망이 되기 쉬운 사람도 일주일에 하루는 규칙적으로 생활하는 날을 만들자. 아침 6~7시에 일어나 밤 10~11시에 잠드는 것이다. 그것만으로도 생체 리듬을 차츰 안정시킬 수 있다.

젊음을 유지하기 위한 또 다른 방법으로 시간 아로마테라피가 있다. 향에는 마음을 안정시키고 숙면을 유도하는 효과가 있고 또 어느 때는 기운을 북돋아 업무의 질을 높이는 신비로운 작용도 한다. 향은 예부터 질병 치료에 사용됐으며, 지금도 이를 계승한 아로마테라피가 활용되고 있다. 최근에는 똑같은 향이라도 맡는 시간에 따라 효과가 달라진다는 사실이 밝혀졌다. 그래서 이를 활용한 아로마테라피가 유행이다. 예를 들어 아침에 자몽 향을 맡으면 기운이 나지만, 밤에는 효과를 볼 수 없다. 라벤더, 세이지, 세드롤 같은 향에는 진정 효과가 있어 밤에 맡으면 푹 잠들 수 있다. 밤 시간대에 사용하는 미용 크림에 라벤더 향을 섞어 두면 숙면에 도움이 된다. 또 자외선에 손상된 피부를 복구하는 성장 호르몬의 분비가 활발해져 시간 미용의 효과를 기대할 수 있다.

제5장

시간 의학이 인정하는 식사법

영양 보충제만 믿으면 안 된다

식단이나 건강과 관련한 다양한 의학적 증거가 나오고 있는 지금 질병을 예방하기 위해 한 가지라도 더 실천하고 싶을 것이다. 여기에 시간 의학의 지혜가 더해지면 직장인의 업무 효율은 한층 향상될 것이 분명하다. 하지만 우리가 먹는 영양 보충제에는 의학적인 가이드라인이 존재하지 않으며, 장려할 수 있는 데이터도 거의 없다. 결론적으로 나는 의사로서 영양 보충제를 추천하지 않는다. 건강에 좋기는커녕 해로운 제품이 많기 때문이다.

예전에 건강 검진 결과 나쁜 곳은 없었는데 유독 종양 표지자 수치가 상승한 사람이 있었다. 자세히 물어봤더니 질병 예방을 위해 영양 보충제를 먹고 있다고 했다. 나는 영양 보충제를 끊으라 말하고 한두 달 뒤에 다시 검사하기로 했다. 그 후 재검진해보니 종양 표지자 수치가 정상으로 돌아와 있었다. 실제로 이러한 사례가 적지 않기 때문에 영양 보충제에 암을 유발하는 성질이 있는 것은 아닌지 의심될 정도다. 이에 대해서는 몇 가지 이유를 생각해 볼 수 있다.

우선 영양 보충제가 종양 표지자 수치를 상승시키는 가장 큰 이유는 분자 수준에서 나타나는 좌우의 차이인 카이랄성 때문이다.

우리 몸에서 아미노산 분자의 3차원 구조는 좌우 대칭을 이루고 있다. 장갑의 모양을 떠올려보자. 모든 장갑에는 엄지와 나머지 네 손가락을 넣는 부분이 있지만, 왼짝과 오른짝이 좌우 대칭을 이루고 있어 형태가 다르다.

우리 몸을 조절하는 단백질은 긴 사슬 형태로 연결된 아미노산을 엮어 만드는데, 여기서 장갑과 마찬가지로 분자의 좌우가 다르게 설정되어 있다. 좌우가 다른 왼짝과 오른짝 장갑을 줄줄이 연결하는 것은 쉽지 않다. 손을 서로 맞잡듯이 아미노산을 조립할 필요가 있기 때문이다. 그래서 우리 인간이나 자연계의 물질 모두 왼짝만 이용할 수 있게 한정함으로써 이 문제를 해결했다. 즉, 자연계에는 오른짝 장갑이 존재하지 않는다.

앞서 말한 아미노산이나 단백질뿐만 아니라 이 지구상의 생물계와 자연계는 모두 좌형을 우대한다. 예를 들어 견과류, 시금치, 감자, 살구 등에 많이 함유된 천연 비타민E는 좌형이다. 하지만 영양 보충제를 만들기 위해 인공적으로 합성한 비타민E는 좌형과 우형이 반반 존재하게 된다. 이때 인공 비타민E에 들어있는 우형의 독성 제거에 실패할 경우, 발암성 같은 부작용이 나타나는 것이다.

영양 보충제에 발암성이 있다고 한다면 인공 화합물의 화학 구조에 생긴 '좌우의 차이(좌형과 우형)'가 원인인 것이다. 약도 달거나 쓰거나 한 것처럼 카이랄 분자의 차이에 따라 그 효과나 부작용도 크게 달라진다. 우형에는 강한 부작용이 나타날 가능성이 있기 때문에 약제 또한 좌형으로 통일시켜야 한다. 그래서 1992년에 미국 식품 의약국FDA에서는 카이랄성을 지닌 약제에 대해 어떤 부작용이 있고, 강도가 어느 정도인지 등을 반드시 검증해야만 한다고 결정을 내렸다.

이 밖에도 음식물과 영양 보충제에는 몇 가지 차이가 있다. 비타민C 보충제는 일관된 제조 공정을 거쳐 만들어진다. 하지만 이것은 식품에 함유된 비타민C와는 다르다. 영양제 라벨에 감귤류 열매 이미지가 사용됐다고 해도 영양 보충제는 식품에 든 천연 비타민C에 가깝게 만들어진 화학 물질에 불과하다. 그래서 어제 먹은 보충제나 오늘 먹은 보충제나 완전히 같은 것이다.

반면, 우리가 귤이나 오렌지를 먹을 때는 비타민C 외에도 식이 섬유, 당분, 칼슘, 티아민 등 수천 개의 식물성 화학 물질을 함께 저장한다. 말하자면 식사의 심포니를 즐기는 것이다. 영양 보충제로는 자연적인 형태로 비타민을 섭취하는 영양학적 고마움을 누릴 수 없다. 이것이 두 종류의 큰 차이이다.

또 다른 이유로 영양 보충제는 의사가 처방하는 약제에 비해 부작용 검증이 불충분하다는 점이 있다. 영양 보충제를 굳히거나 내용물을 코팅할 때 사용하는 화합물에 부작용의 원인이 있을 수 있다. 하지만 영양 보충제는 부작용을 검증하는 것이 의무화가 되어있지 않다. 심지어 영양 보충제가 얼마나 효과가 있는지조차 충분히 검증되지 않고 있다. 이러한 상황도 종양 표지자 수치가 상승하는 이유 중 하나로 본다. 영양 보충제를 복용할 때는 3~6개월마다 혈액과 소변을 검사해 부작용이 없는지 확인하는 것이 중요하다.

잠시 이야기가 옆길로 샜지만, 앞서 말한 카이랄성을 이용하면 운석이 지구 밖에서 일어난 유기 화학 반응으로 합성된 것인지, 지구상의 생물이 혼입된 것인지를 판별할 수 있다. 지구상에 존재하는 모든 생명체의 아미노산은 좌형밖에 없지만, 지구 밖에서 일어난 화학 반응에서는 좌형과 우형 아미노산이 모두 생성될 수 있기 때문이다.

아연은 왜 필요한가

영양학에서는 필수 아미노산, 필수 지방산, 필수 미량 원소라는 용어를 사용한다. 여기서 말하는 '필수'란 체내에서는 합성되지 않기 때문에 음식물을 통해 섭취해야 하는 영양소를 말한다. 필수 아미노산으로는 트립토판과 류신을 비롯한 아홉 가지가 있고, 필수 지방산으로는 오메가3와 오메가6가 있으며, 필수 미량 원소로는 아연과 마그네슘을 비롯한 열세 가지 미네랄과 비타민이 있다.

필수 아미노산은 일반적인 식사를 하면 부족할 일이 없다. 하지만 필수 지방산과 필수 미량 원소는 아니다. 그래서 때로는 관리 영양사의 지도하에 식단을 좀 더 신경 써야 한다.

아연은 우리 몸속에 2~3mg밖에 없는 필수 미량 원소다. 하지만 우리가 건강하게 지내기 위해 꼭 필요하다. 아연이 결핍되면 다양한 질환이 나타난다. 예를 들어 미각이나 후각이 저하되고, 일상이 무료하다고 느끼며 우울증에 걸리기 쉽다. 또 면역력이 떨어져 암이나 감염증을 예방하기가 어려워진다. 그리고 위장 기능이 저하돼 위궤양이나 위암에 걸리기 쉬운 몸이 되고, 당뇨병이나 신장병의 원인이 되기도 한다.

우리 몸에서 유전자나 단백질이 효율적으로 작용하려면 아연의 힘이 필요하다. 유전자의 약 10%와 300종 이상의 단백질이 아연 없이는 제힘을 충분히 발휘하지 못한다. 아연은 음식물을 통해 섭취할 수 있고 장에서 흡수된 후 근육이나 뼈, 간, 피부, 모발에 널리 분포된다. 아연은 동물의 간이나 굴에 많이 함유돼 있으며, 성인은 하루에 8~10mg을 섭취할 필요가 있다고 한다.

밤에 먹으면 살찌는 이유

오늘날 '밤늦게 먹으면 살찐다'라는 말이 다이어트의 상식처럼 받아들여지고 있다. 내용물도 열량도 똑같은 음식을 단지 늦은 시간에 먹는 것뿐인데도 살이 찌는 이유가 무엇일까?

우선 대부분의 사람들이 늦은 시간에 음식을 먹고 나서 움직이지 않고 바로 잠을 자기 때문이다. 그래서 섭취한 열량이 에너지로 소비되지 못하고 지방으로 축적되기 쉽다는 것이 첫 번째 이유다. 하지만 단지 그 이유만으로 이런 말이 생겨난 것은 아니다. 이는 생체 시계의 작용과 깊은 관련이 있다.

결론부터 말하자면 오전 10시에서 오후 2시 사이에 하는 식사는 살이 잘 찌지 않고, 밤 10시에서 새벽 2시 사이에 하는 식사는 살찌기 쉽다. 이는 밤에 시계유전자가 만드는 단백질 BMAL1이 증가하기 때문이다. 시계유전자는 단백질에 일어나는 화학 반응의 변화를 이용해 시간을 인식한다. 다른 시계유전자가 만드는 단백질은 대부분 활동기인 낮에 증가했다가 휴식기인 밤에 줄어든다. 하지만 BMAL1만은 정반대로, 활동기에 감소했다가 휴식기에 급격히 증가한다. BMAL1의 주요 작용은 지방을 생성해 저장하는 효소를 증가시키고, 분해해 에너지로 바꾸는 효소는 감소시키는 것이다. 그리고 음식물은 대부분 '갈색 지방'이라는 지방세포로 바뀌어 저장된다. 그렇기 때문에 BMAL1이 증가하면 살이 찌기 쉬워지는 것이다. 이처럼 BMAL1은 몸에 지방을 저장하는 사령탑 같은 역할을 하고 있다. 하지만 그렇게 하는 데는 다 의미가 있다.

현대 사회는 '포식의 시대'라 불리지만, 인류의 오랜 역사를 놓고 보자면 이러한 시기는 극히 짧다. 게다가 이 또한 선진국 사람들만 경험하고 있을 뿐이다. 오랜 세월 동안 배고픔과 싸워 온 인류에게 밤에 자는 동안에는 지방을 적극적으로 저장하고, 낮에는 이를 에너지로 바꿔 활동하는 것이 생존에 매우 중요하고도 합리적인 시스템이었다.

이 밖에도 밤에 먹으면 살이 찌는 이유가 몇 가지 더 있다. 우리 몸은 오후 8시 무렵에 위액의 분비량이 최고조에 달한다. 그렇기 때문에 그 시간까지 먹은 음식은 바로 소화돼 혈액으로 들어가기 쉽다. 게다가 밤에는 부신피질 호르몬의 분비가 줄어드는데 당질이나 단백질, 탄수화물을 에너지로 소비하기 쉽게 만들어주는 작용이 있다. 부신피질 호르몬이 감소하는 밤에는 먹은 음식이 에너지로 잘 쓰이지 않고 지방으로 축적되기 쉬운 것이다. 이와 같은 이유로 밤에 음식을 먹으면 살이 찌기 쉽다. 다만, 이는 반대로 말하면 음식이 없는 상황에서는 다음 날 활동에 필요한 에너지를 효율적으로 비축할 수 있다는 뜻이 된다.

일반적으로 저녁 8시 이후에는 식사를 삼가는 편이 좋다고 한다. 다만 생활 스타일에 따라서는 이를 지키기 어려운 사람도 있을 것이다. 그런 경우에 저녁에 소화가 잘되는 저열량, 저지방 메뉴를 선택하고, 식사는 적어도 잠들기 3시간 전에 마치는 것이 좋다.

중요한 점이 또 하나 있다. 지방을 축적하는 BMAL1은 생체 시계의 중심적인 역할을 하는 인자다. 생체 리듬이 잘 지켜지고 있다면 아침에는 BMAL1이 감소할 것이다. 아침에 빛을 충분히 쬐어 생체 시계를 맞추면 BMAL1의 지방 축적 작용을 억제할 수 있다.

아침 일찍 일어나 햇볕을 쬐기만 해도 살이 잘 찌지 않는 체질로 바뀐다고 생각하면 아침에 눈을 잘 뜨지 못하던 사람도 벌떡 일어날 수 있지 않을까.

배꼽시계를 내 편으로 만들자

우리는 딱히 무언가를 하지 않아도 시간이 지나면 배가 고파진다. 공복감을 느낀 후에야 '아, 벌써 점심시간이네'라고 깨달을 때도 있지 않은가.

이럴 때 사람들은 배꼽시계라는 표현을 쓴다. 사실 식사 리듬을 관장하는 생체 시계에 배꼽시계가 실제로도 존재한다. 심지어 이러한 배꼽시계는 뇌에 있는 중추 시계와는 다른 시스템으로 움직인다. 음식을 먹는 타이밍이 생체 시계에 영향을 끼친다는 점은 이미 다양한 연구를 통해 확인됐다. 이 부분은 1장의 '식사로 시각을 맞추는 말초 시계'에 자세히 적어놨으니 확인해보자.

어긋난 생체 시계를 다시 맞추는 음식은?

아침 식사로 무엇을 먹는 것이 몸에 좋을지 한번 생각해보자.

예전에는 낮에 활동하기 위해 탄수화물을 섭취하는 것이 중요하다고 했다. 물론 이는 틀린 말이 아니다. 하지만 생체 시계를 조정한다는 관점에서 봤을 때 당질만으로는 부족하다. 당질에도 생체 시계를 맞추는 효과가 있기는 하지만, 더 효과적인 것이 등장했다. 바로 단백질이다. 단백질이 필요한 이유는 무엇일까?

아침에 당질을 섭취하면 인슐린이 분비돼 생체 시계를 조절한다는 점은 이미 알려져 있었지만, 2018년에 시바타 교수 연구 팀이 단백질에도 위와 같은 시스템이 있다는 사실을 발견했다. 아침에 단백질을 섭취하면 인슐린유사성장인자-1이 나와 생체 시계의 시곗바늘을 조정한다는 것이었다.

당질은 아침 식사에 반드시 들어가야 하지만, 여기에 단백질을 함께 섭취하면 생체 시계를 더욱 효율적으로 관리할 수 있다. 연구 팀은 또한 단백질에 든 아미노산 중 시스테인이 위의 역할을 한다는 점도 밝혀냈다. 당뇨병 환자를 위한 식단 지침을 보면 총열량의 20%를 단백질에서 섭취하라고 권하고 있다. 숨은 당뇨병 환자에게서 많이 관찰되는 혈당 스파이크를 방지하기 위해서라도 단백질이 풍부한 식사를 하도록 하자. 빵이나 주먹밥 같은 탄수화물 식품으로 아침을 간단히 해결하는 사람은 유제품이나 달걀, 두부 등의 단백질을 추가하는 것이 좋다.

참고로 같은 탄수화물 중에서도 쌀이나 밀, 옥수수 같은 곡물류는 생체 시계를 맞추는 효과가 높지만, 덩이줄기 채소는 효과가 없다고 한다. 밥이나 빵, 콘플레이크 같은 음식은 아침 식사로 적합하지만, 감자나 고구마는 적합하지 않다는 뜻이다.

또 비타민이나 미네랄에도 생체 시계를 맞추는 효과가 있으므로 해조류나 작은 물고기 또는 신선한 채소나 과일 등을 아침 식사에 추가하는 것도 좋다. 또한 생채소나 생과일에는 식물성 효소가 풍부한데 여기에는 소화나 대사를 돕는 작용이 있으므로 생체 시계를 조정하는 데 효과적일 것이다. 이렇게 보니 밥, 달걀, 김, 생선, 콩이 든 제품인 두부나 낫토, 된장국, 절임 채소 등이 탄수화물, 단백질, 비타민, 미네랄, 식물성 효소 등 필요한 영양소를 모두 충족하는 이상적인 메뉴다. 물론 호텔에서 제공하는 양식 뷔페도 괜찮다.

가장 좋은 세 끼의 비율은

하루 식사의 총섭취량을 '10'이라고 했을 때, 우리는 '아침 1·점심 2·저녁 7', '아침 2·점심 3·저녁 5' 등 저녁에 편중된 식사를 하고 있지 않은가 확인해보자.

원래는 '아침 3·점심 3·저녁 4' 정도의 비율이 이상적이지만, 아무래도 우리의 식생활은 저녁 위주가 되기 쉽다. 대부분의 사람들은 아침 식사를 거르거나 토스트 한 조각으로 때운다. 하지만 생체 시계를 맞추려면 아침 식사를 어느 정도는 잘 챙겨 먹는 것이 중요하다. 총섭취량이 같을 경우, 아침 식사의 비율이 높은 사람일수록 살이 덜 찐다고 밝혀졌다. 미국에서 실시한 어느 연구에 따르면 아침에는 지방이 많이 든 음식을 먹어도 점심에 지방을 연소시킬 수 있다. 하지만 저녁에 지방이 많이 든 음식을 먹으면 다 연소시키지 못해 남은 지방이 몸에 축적된다. 그 결과, 비만이나 당뇨병이 증가하게 된다는 보고가 있다.

게다가 저녁에 과식하면 생체 시계의 시곗바늘이 늦춰져버린다는 사실도 밝혀졌다. 시차증에 걸린 사람처럼 되는 것이다. 또 저녁에 너무 많이 먹어서 생체 시계가 후퇴하면 다음 날 아침 식사 후에 생체 시계가 다시 맞춰지는 효과 또한 약해지는 것이 밝혀졌다. 바쁘게 사는 현대인의 생활에서 저녁 식사 비중이 커지는 데는 어쩔 수 없는 부분이 있기는 하다. 하지만 그런 상황에서도 저녁은 되도록 가볍게 먹고 대신 아침을 잘 챙겨 먹으려고 노력해야 한다. 예를 들어 전날 저녁에 만든 반찬 한 가지를 아침 식사 때 꺼내면 비교적 손쉽게 균형을 맞출 수 있을 것이다.

대사를 조절하는 시르투인

에너지 대사에 관여하는 유전자에도 생체 리듬이 나타난다. 생체 시계가 에너지 생산이나 소비라는 대사 조절도 담당하고 있기 때문이다. 그중에서도 노화 세포가 죽어 없어지는 것을 억제하고 장수 유전자로 주목받고 있는 시르투인 계열이 주목받고 있다. 시트루인은 뇌, 간, 신장 등 신체의 일부 조직에서 만들어지는 단백질로 노화 세포가 죽어 없어지는 것을 억제하는 효과를 가지고 있다.

나가사키대학교의 나카하타 야스카즈 박사는 일련의 연구를 통해 주위 환경에 따라 우리 몸을 일정한 상태로 유지하기 위한 대사 조절과 노화 제어에 관여하는 시르투인을 생체 시계와 동시 선상에 두고 관계를 명확히 했다. 그는 규칙적인 생활 리듬으로 시르투인의 생산 균형을 정상화하면 비만이나 대사 증후군을 근본적으로 치유할 수 있다고 주장했다.

장이 건강해야 생체 시계가 바로잡힌다

대부분의 사람들은 장이 아플 때 기운을 내지 못한다. 그렇게 되면 집중력이 떨어져 일을 꼼꼼하게 처리하지 못하는 상황이 발생한다. 그리고 밤에 수면의 질이 현저히 떨어져 아침에 여전히 피곤한 상태로 활동을 시작하게 된다. 식도와 위장에서는 5천만 개의 신경 세포로 구성된 네트워크가 늘 뇌와 소통한다. 그렇기에 장의 건강 상태는 뇌를 반영하는 거울이라고도 한다.

장은 혀의 미각인 단맛, 쓴맛, 짠맛, 신맛, 감칠맛을 감지하는 수용체를 갖고 있으며, 이 감각을 바탕으로 뇌와 소통한다. 장과 뇌의 대화에는 장내 세균총이 빠질 수 없다. 이들은 부교감신경인 미주 신경을 통해 의사소통을 한다. 그리고 통증, 우울한 기분, 건망증 등을 함께 조정하면서 심신의 건강을 유지한다. 장 속에는 100조 개나 되는 세균이 서식하고 있으며, 종류별로 집단을 형성해 분포하고 있다. 그 모습이 꽃밭을 닮았다고 해서 장내 세균총을 의학 용어로 '장내 플로라'라고도 한다. 생체 시계를 안정시키고 뇌에 활기를 불어넣으려면 장을 건강하게 만들어야 한다. 이를 위한 식이 요법을 프리바이오틱스와 프로바이오틱스라 부른다.

장의 배꼽시계와 뇌의 생체 시계

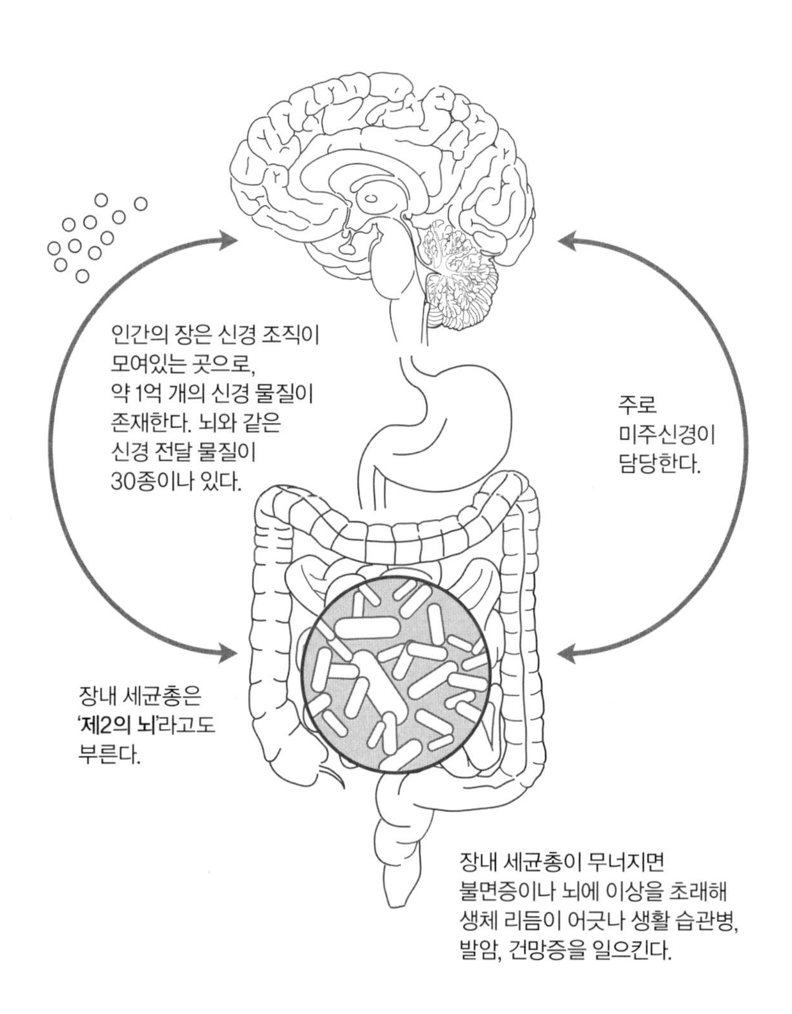

장에는 혀의 미각을 감지하는 감각 장치가 있고 이를 통해 뇌와 소통한다. 생체 시계를 조정하고, 뇌를 건강하게 하려면 장내 세균총을 정상화시켜 장을 건강하게 만들어야 한다.

프리바이오틱스란 위와 소장에서 소화 효소로 분해되지 않는 저분자 섬유소를 말한다. 대장에서 유용 미생물이 선택적으로 이용함으로써 숙주의 건강을 증진하는 물질이다. 식이 섬유나 올리고당을 섭취해 장을 건강하게 만든다. 식이 섬유를 함유한 식품으로는 현미, 해조류, 감자나 당근 같은 뿌리채소, 펙틴이 든 사과나 배, 이눌린이 함유된 양파나 마늘 등이 있다.

프로바이오틱스는 인간이나 동물 등 숙주의 건강에 유익한 효과를 나타내는 미생물 또는 그 성분을 말한다. 요구르트나 된장, 유산균 제제 등 유산균이나 비피두스균이 든 식품을 꾸준히 섭취하면 도움이 된다. 소량이어도 괜찮으니 되도록 매일 섭취하는 것이 중요하다.

대장의 세균은 뇌의 생체 시계와 끊임없이 소통하면서 행복감을 자아내는 신경 전달 물질인 세로토닌을 만든다. 장내 세균총에서는 수면을 유도하는 멜라토닌이 재배되는데, 이는 뇌의 송과체에서 생성되는 양보다 400배 이상 많다. 아래에 장을 건강하게 하기 위한 열두 가지 지침을 적어놓았으니 참고하자.

1. 유기농 채소를 먹자.

2. 식물성 식품을 위주로 먹고 다양한 음식을 골고루 섭취하자.

3. 동물성 지방의 대량 섭취를 삼가자. 지방 성분이 많은 가공육은 장의 면역력을 떨어뜨려 발암 위험을 높인다.

4. 가공식품은 되도록 피하자. 인공 감미료같은 식품 첨가물은 뇌 건강을 저해한다.

5. 미생물이 살아있는 발효식품인 프로바이오틱스를 활용하자.

6. 과식하지 않도록 주의하자. 음식을 빨리 먹는 습관도 장내 세균총에 악영향을 미친다.

7. 아침 식사는 꼭 챙겨 먹고 야식은 되도록 삼간다.

8. 아침 식사는 너무 늦은 시각에 먹지 않도록 하자.

9. 슬프거나 우울할 때, 화가 날 때는 음식을 먹지 않도록 하자.

10. 가족이나 친구와 함께 즐겁게 식사하자. 뇌와 마음이 건강해진다.

11. 내장의 소리를 듣자. 여성의 뇌는 내장이 내는 복통 같은 소리를 듣는 능력이 남성보다 뛰어나다. 생리나 임신과 출산을 겪으면서 불쾌감이나 통증 같은 정보를 보관해 두는 저장소 같은 공간을 뇌 안에 마련해 두기 때문이다. 만약 내장이 부정적인 내용의 소리를 낸다면 아침 식사와 저녁 식사 전에 마인드풀니스를 하는 것이 효과적이다.

12. 아침 식사 전에 가벼운 산책을 통해 뇌를 활성화시키고, 장내 세균총을 정상화하자. 규칙적인 운동은 장내 세균총이라는 꽃밭에 물을 듬뿍 주는 행동과도 같다. 아침 식사 후에 30분~1시간 정도 운동을 하는 것도 효과적이다.

오메가3 지방산과 오메가6 지방산

지방이 많은 식품에는 포화 지방산과 불포화 지방산이 들어있다. 불포화 지방산에는 오메가3와 오메가6라는 두 가지 지방산이 있는데, 이 둘은 신체에 저마다 다른 작용을 한다. 이 둘은 체내에서 합성되지 않는 지방산으로, 음식물을 통해 섭취해야 한다. 그렇기에 필수 지방산이라 불린다.

오메가3 지방산이 많이 함유된 식품으로는 참치의 지방 중 대뱃살과 중뱃살, 방어, 고등어, 정어리, 꽁치, 전갱이 같은 등푸른생선과 호두 같은 견과류, 들기름이나 아마씨유, 자소유 등이 있다. 오메가6 지방산이 많이 든 식품으로는 샐러드유, 닭고기, 돼지고기, 소고기 등이 있으며, 우리가 평소에 먹는 기름에는 대부분 오메가6 지방산이 들어있다.

후쿠오카현 히사야마마치에서 대규모로 진행된 코호트 연구에서 40세 이상인 주민의 혈중에 들어있는 오메가3와 오메가6의 비율과 심장병 등으로 인한 사망률의 관계를 조사한 적이 있다. 그 결과, 오메가3와 오메가6의 비율이 1:2를 넘어섰고 오메가6 지방산이 많아지면 사망률이 급격히 높아진다는 사실이 밝혀졌다.

오메가3 지방산을 섭취하면 체내에 흡수된 후 알파-리놀렌산에서 에이코사펜타엔산EPA과 도코사헥사엔산DHA이 만들어진다. EPA와 DHA는 혈관이 건강한 상태를 유지할 수 있도록 도움을 주고, 심장이나 뇌를 보호하는 효과가 뛰어나기 때문에 오메가3는 몸에 좋은 필수 지방산이라 불린다. 반면 오메가6 지방산을 섭취하면 리놀레산이 아라키돈산AA으로 전환된다. 아라키돈산은 혈관을 손상시키는 부작용이 있기에 EPA/AA 비율이 0.60 이상이어야 양호하다. 또 DHA는 뇌 기능과 뇌혈관을 보호하는 작용을 한다. 오메가3 지방산은 뇌를 향상시켜 업무 효율을 증가시키기 위해 중요한 역할을 한다.

최근에는 건강 의학의 발달로 오메가3 지방산으로부터 EPA와 DHA 외에도 리졸빈, 프로텍틴, 마레신 같은 새로운 물질이 생성된다는 사실이 밝혀졌으며, 이들이 강력하게 염증을 억제하는 것으로 알려져 큰 주목을 받고 있다. 그리고 이들에게 면역력을 향상시키는 효과가 있어 피부암, 대장암, 췌장암 예방에 도움이 된다고 한다. 아침 식사 때 오메가3를 충분히 섭취하면 비만을 예방하는 효과가 높아질 뿐만 아니라, 결론적으로 면역력이 향상되는 것 또한 기대할 수 있다.

음식물 알레르기를 예방하는 아마씨유

아마씨유나 들기름에는 리놀렌산이 약 60%나 함유돼 있다. 이는 콩기름보다 열 배 이상 많은 양이다. 오메가3 리놀렌산은 몸속에서 EPA와 DHA로 변해 혈관이나 심장, 뇌를 보호한다. 이것이 아마씨유가 영양학적으로 주목받는 이유다. 반면 콩기름에는 오메가6 리놀레산이 약 50% 함유돼 있고 오메가3 리놀렌산은 5%밖에 들어있지 않다. 오메가6에도 면역력을 향상시켜주는 효과가 있기는 하지만, 과잉 섭취하지 않도록 주의하자.

최근 아마씨유에 음식물 알레르기를 예방하는 효과가 있다고 해서 주목받고 있다. 맛있는 음식점은 다른 곳과 차별화된 맛을 내기 위해 다양한 식재료를 사용한다. 음식물 알레르기가 있는 사람이 이를 모르고 먹게 되면 위험한 상황이 발생할 수도 있다. 하지만 다행히도 앞에서 말했듯이, 아마씨유에 들어있는 EPA나 DHA에 음식물 알레르기를 억제하는 효과가 있다. 게다가 아마씨유는 대장암이나 췌장암을 예방하기도 한다. 이는 대장이나 췌장 세포에 발생하기 쉬운 만성 염증을 억제해 암을 예방하는 것으로 알려져 있다.

생활이 불규칙한 사람일수록 내장 지방이 많다

수면, 식사, 운동 등 생활 리듬이 불규칙한 사람은 생체 시계가 흐트러지는 순간 내장 지방이 증가하고 만다. 그리고 증가한 내장 지방이 생체 시계의 능력을 저하시켜 악순환에 빠져버린다. 그 결과 각종 질병이 생기기 쉬운 몸이 되어버리고, 대장암이나 간암 등에 걸릴 위험 또한 커진다. 이 밖에도 내장 지방은 우리 몸속에서 많은 문제를 발생시킨다.

내장 지방이 장의 틈새를 메우면 움직임이 둔해지는데 이것이 변비의 원인이 된다. 또 위를 압박하면 위산이 식도로 역류해 역류성 식도염이 생기거나 방광을 압박하면 빈뇨 증상이 나타나기도 한다.

내장 지방을 줄이려면 식단과 운동이 먼저다. 우선 포화 지방산이 많이 든 식품은 피하고, 불포화 지방산인 오메가3가 많은 음식을 섭취한다. 포화 지방산이 많이 든 식품으로는 소고기나 돼지고기의 지방, 우유나 유제품, 빵이나 인스턴트 면, 초콜릿이나 스낵 등을 들 수 있다.

여기서 잠시 콜레스테롤과 건강에 대해 이야기해보자. 인간의 몸에는 약 40조 개의 세포가 있고, 모든 세포막은 콜레스테롤로 만들어져 있다. 또한 콜레스테롤은 호르몬을 만드는 재료이기도 한데, 우리는 그중 70%를 자신의 몸에서 만들고 있다. 그리고 의외로 지방이 들어있는 식품을 많이 먹을수록 체내에서 콜레스테롤 합성이 억제돼 오히려 수치가 떨어진다. 이상하게 텔레비전이나 신문 광고에서 나오는 말과는 정반대이지 않은가. 우리 몸에는 달걀이나 고기 등을 많이 먹더라도 콜레스테롤 수치는 자연스레 떨어지는 그런 시스템이 갖춰져 있는 것이다. 식사할 때는 뭐든지 균형 있게 골고루 섭취하는 것이 제일 좋다. 그러니 달걀이나 고기를 억지로 멀리할 필요는 없다.

단백질을 충분히 섭취하지 않으면 지방간이 된다

단백질의 영양 상태가 흐트러지면 건강을 유지하고 있는 아미노산이 부족해진다. 그렇게 되면 간세포에서 아미노산의 부족을 감지하고, 지방의 분해나 합성에 이상이 나타난다. 그러다 결국 지방간이 돼버리고 마는 것이다.

'육류를 줄이고 지방 섭취를 제한해왔는데, 그렇게나 좋아하는 단 음식도 멀리해왔는데, 대체 왜 지방간이 되는 걸까?'라고 생각하는 사람이 많을 것이다. 이는 육류나 생선, 치즈나 달걀 등을 멀리해 콜레스테롤을 줄이려던 노력이 오히려 지방뿐만 아니라 단백질까지 줄이는 결과를 낳아 아미노산이 부족해졌기 때문이다.

어떤 아미노산이 부족해졌을 때 지방간이 되는지 조사해본 결과, 아르지닌과 트레오닌 성분이 원인인 것으로 밝혀졌다. 하지만 아미노산이 부족한 사람에게 아르지닌과 트레오닌을 충분히 섭취하게 해도 지방간이 개선되지 않았다. 결과적으로 다양한 아미노산이 포함된 식사를 해야만 지방간을 줄일 수 있는 것이다.

지방간 치료에는 아미노산뿐만 아니라 다른 영양소도 필요하다. 영양소가 골고루 포함된 식사가 지방간 치료의 기본이 된다. 실제로

편향된 식생활을 하는 사람에게는 영양 상태에 여러 문제점이 발생한다. 그리고 어떤 상태냐에 따라 보충해야 할 영양소도 달라진다. 결국 아미노산의 다양성뿐만 아니라, 5대 영양소를 고려한 균형 잡힌 식사를 해야 한다. 하지만 바쁜 틈을 타서 불규칙한 시간에 식사할 수밖에 없는 것이 현실이다. 이러한 과제를 극복하고, 자신에게 필요한 아미노산 프로파일을 결정하는 커스텀 메이드 영양학이 오늘날 요구되고 있다. 커스텀 메이드 영양학이란 혈중 아미노산 프로파일을 결정하고, AI 분석을 통해 자신에게 맞는 영양소를 검색하는 것이다. 이는 차세대 AI 영양학이라 불리고 있으며 현재 새로운 개념이 개발 중이다.

식이 섬유는 마음을 치유하기 위한 식사의 기본이다

18세기 프랑스의 미식 평론가였던 브리야사바랭Brillat-Savarin은 "당신이 무엇을 먹었는지 알려주면 당신이 어떤 사람인지 말해주겠다"라고 말했다. 음식은 하루의 행동이 기록된 정보의 원천이기 때문이다. 장은 우리가 오늘 무엇을 먹고 어떤 영양소를 섭취했는지를 밤마다 뇌에 보고하고, 대화를 나누면서 몸과 마음의 건강 상태를 확인하고 있다.

인간의 장은 신경 조직 덩어리로, 뇌와 같은 신경 전달 물질이 30가지 이상이나 존재한다. 그래서 장은 '제2의 뇌'라고도 불린다. 장은 그 어떤 어려운 수학 문제도 간단히 풀 수 있는 지능이 있지만, 그것을 수면이나 휴식의 질을 높일 궁리를 하거나 면역력을 향상할 방법을 찾는 데 전념하고 있다. 그렇기에 건강한 몸을 유지하려면 음식을 통해 골고루 영양을 섭취하고 장을 제대로 활용하는 것이 가장 좋은 방법이다.

영양 보충제에 의존해서는 안 된다. 특히 다이어트 식품이나 저칼로리 식품은 장내 세균총을 파괴하는 주범이다. 음식물을 대사하는 기능을 망가뜨려버리는 부정적인 힘을 가지고 있기 때문이다.

제2의 뇌라고도 불리는 장의 기능을 관장하는 것은 미주 신경(부교감신경)이다. 미주 신경은 식이 섬유의 정보를 모아 장에서 뇌로 보내는 작업을 한다. 그러면 장 속에 존재하는 수조억 개의 장내 세균이 미주 신경과 끊임없이 다양한 정보를 주고받는다. 미주 신경은 생체 시계의 지령하에 장내 세균이나 뇌와의 정보 교환을 주로 밤에 실행한다.

예를 들어 해외여행을 가서 생활 리듬이 불규칙해지면 그 여파로 뇌의 생체 시계가 흐트러지는 것을 볼 수 있다. 그 결과 장내 세균의 균형이 무너져 장에 독소가 증가하기 시작한다. 열흘간의 해외여행으로 시차증에 걸린 사람의 변에서 당뇨병 환자에게서 관찰되는 종류의 세균이 증가하는 것과 같다. 그러나 며칠 후 생체 시계의 작용이 정상적으로 회복하고 나면 세균의 수가 다시 정상 수준까지 줄어드는 것을 알 수 있다.

식이 섬유는 식물성 식품인 과일, 채소, 콩 중에서 인간이 소화하지 못하는 성분을 통틀어 일컫는 말이다. 식이 섬유는 복합 당질의 일종이지만, 탄수화물이 아닌 다른 성분은 소화되지 않고 대장을 통과해버린다.

식물성 식품을 섭취하면 며칠 동안 당질을 발효시키는 장내 유익균이 증가해 단쇄 지방산이 늘어나게 된다. 영양학자들은 이를 프리바이오틱스라 칭하며 사람들에게 다양한 효능을 추천한다. 하루에 남성은 38g, 여성은 25g의 식이 섬유를 섭취하는 것이 좋다.

장내 세균총에도 생체 리듬이 존재한다. 식이 섬유를 섭취하면 장내 세균총의 흐트러진 생체 리듬이 다시 안정되고, 장이나 간에 있는 말초 시계뿐만 아니라 뇌에 있는 생체 시계의 시곗바늘을 조정해 원상복구할 수 있다. 그러니 해외여행을 다녀와서 생긴 시차증을 예방하거나 치료하기 위해 식물성 식품을 충분히 섭취하는 것이 효과적이다.

폴리페놀로 암을 예방한다

녹차의 주성분인 카테킨은 폴리페놀의 일종으로, 다양한 효과가 있다. 폴리페놀에는 생체 시계에 활력을 찾아주고 생체 리듬을 활성화하는 작용이 있다. 그래서 아침에 녹차를 마시면 흐트러진 생체 시계가 복구돼 생체 리듬을 회복할 수 있다. 또한 다양한 질병 예방과 생활 습관병 치료에도 효과적이다. 게다가 카테킨은 혈압을 낮추거나 콜레스테롤을 감소시키며 내장 비만을 개선하는 효과 등도 가지고 있다.

귤을 녹차와 함께 먹으면 귤에 든 폴리페놀의 작용이 더해져 항암 효과가 나타난다. 즉 전립선암, 다발성 골수종, 만성 림프구성 백혈병, 악성 흑색종 등의 암세포 증식이 억제된다. 카테킨의 항암 작용은 귤 외에도 비타민A(말차, 김, 차조기, 멜로키아, 당근, 파슬리, 바질, 쑥갓, 쑥, 달걀노른자), 포화 지방산(치즈, 우유, 달걀노른자, 코코넛), 유황 화합물(마늘, 파, 부추, 브로콜리, 콜리플라워, 케일, 양배추, 무, 고추냉이) 등과 병용했을 때도 나타난다. 차와 함께 이러한 성분이 든 과자를 곁들여 먹는 것을 추천한다.

혈압처럼 혈당치도 시시각각 변한다

건강에 대한 사회적 관심이 증가하면서 식사나 운동에 신경 쓰는 사람이 늘고 있는데도 당뇨병은 여전히 줄어들지 않고 있다. 60세가 넘어가면 남성 3명 중 1명, 여성 4명 중 1명에게서 당뇨병이 나타난다. 그 이유로 지목되고 있는 것이 숨은 당뇨병 환자다.

최근에는 연속 혈당 측정기의 개발로 혈당의 변화를 잘 살펴볼 수 있게 되었다. 식사 후에 혈당 수치가 얼마나 증가하는지, 저혈당이 일어나지는 않는지, 자는 동안 얼마나 낮아지는지 등을 확인해 몸에 생기는 문제를 자세히 파악할 수 있게 된 것이다. 그 결과, 건강 검진에서는 문제가 없다고 나온 사람이 알고 보니 당뇨병 환자였던 경우가 늘어나고 있다.

최근 '혈당 스파이크'라는 용어가 자주 거론된다. 이는 식사 후에 혈당치가 급격히 상승했다가 다시 정상으로 돌아가는 현상을 가리키는 말이다. 만약 건강 검진에서 공복시 혈당치가 정상으로 나왔다고 해도 방심해서는 안 된다. 혈당 스파이크인 것을 모르거나 알고도 대수롭지 않게 생각했다가는 몸이 갑자기 나빠질 수 있기 때문에 주의해야 한다.

당뇨병의 기준치

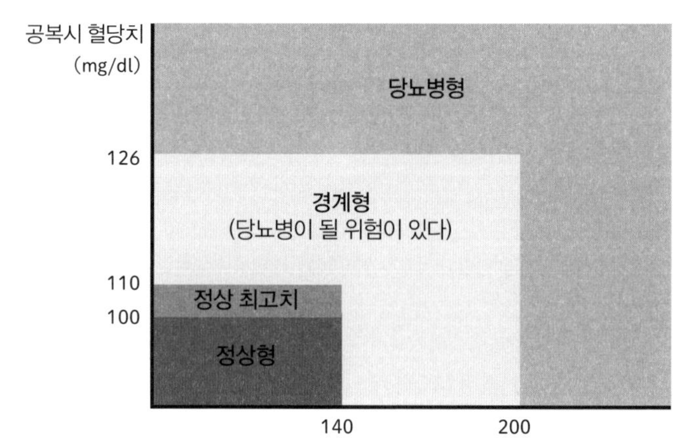

공복시 혈당치가 70mg/dl 미만이면 저혈당, 70~100mg/dl이면 정상 혈당, 110mg/dl까지는 정상 최고치, 110mg/dl을 넘으면 고혈당으로 판정된다. 식후 혈당치는 140mg/dl 미만이면 정상 혈당, 140mg/dl을 초과하면 고혈당이다. 200mg/dl 이상일 경우에는 당뇨병 진단을 받는다.

혈당 스파이크는 식사 속도가 빠른 사람에게 많이 나타난다. 바쁘다는 이유로 라면이나 볶음밥 같은 고탄수화물 음식을 급하게 먹으면 순간적으로 혈당치가 올라가 심장 두근거림, 식은땀, 현기증, 무력감, 졸음, 두통, 집중력 저하 등 다양한 증상을 일으키는 경우가 발생하니 조심하자.

당뇨병 치료를 위해 시간을 내 편으로 만들자

불규칙한 생활로 식사 리듬이 흐트러진 사람은 혈당 리듬도 어긋나게 된다. 그리고 이것이 당뇨병의 원인일 가능성이 크다.

당뇨병 환자에게 이상적인 하루 패턴에 대해 알아보자. 아침 기상 시간은 6~7시로 정해서 매일 같은 시간에 일어나는 것이 가장 좋다. 그리고 기상 후 1시간 안에 아침 식사를 한다. 그렇게 하면 생체 시계가 활성화돼 인슐린이 혈당을 낮추는 작용이 강해진다. 하루에 섭취하는 총열량이 동일한 사람이 있어도 아침에 더 많은 열량을 흡수하는 쪽이 당뇨병 치료에 효과적이며, 체중도 줄이기 쉽다는 사실이 밝혀졌다. 아침에는 음식을 소화할 때 쓰이는 대사량이 저녁 식사 때보다 약 2배나 많기 때문이다. 참고로 아침 식사에서 당질을 제한하는 것은 절대 금물이다. 당질을 섭취하면 혈중 인슐린이 증가하는데, 이것이 시계유전자에 작용해 어긋난 생체 시계를 다시 맞추기 때문이다. 이러한 효과는 오직 아침 식사 때만 나타나므로 당질을 꼭 섭취해야 한다.

이 밖에도 당질을 보충해야 하는 이유가 있다. 우리는 하루의 3분의 1일을 수면에 할애한다. 이는 자는 동안, 몸을 쉬게 만들어 피로를 풀고, 다음 날 정신적·신체적 활동을 충분히 할 수 있도록 열량을 비축하기 위해서다. 그러기 위해서는 당연히 많은 열량이 필요하다. 그리고 그러한 열량은 99.9% 당질에서 나온다. 아침에 눈을 뜨면 모든 사람의 당질은 거의 바닥나 있다. 요즘 당질을 제한하는 저탄수화물 다이어트가 유행하고 있는데, 적어도 아침 식사 때만큼은 제한해서는 안 된다.

아침 식사 후 45분 정도 가벼운 운동을 하는 것을 권한다. 점심이나 저녁 식사 후보다 혈당치를 낮추는 효과가 크다고 알려져 있기 때문이다.

점심 식사는 12시 전후에 하는 것이 제일 좋다. 이때 음식물을 지방으로 전환하는 시계유전자인 BMAL1의 작용이 가장 둔해져 살이 덜 찌기 때문이다. 저녁 식사를 하기 가장 좋은 시기는 오후 7시 무렵이다. 이때 타액과 췌액이 하루 중에 가장 많이 분비돼 소화가 잘되기 때문이다. 오후 6~7시가 미각이 가장 민감해지는 시간대이기도 하니 그런 의미에서도 적절하다고 볼 수 있다. 동시에 저녁에 식이 섬유가 풍부한 녹황색 채소나 뿌리채소를 섭취하면 내장 비만을 개선할 수 있다.

한편, BMAL1의 작용은 심야에 증가하므로 취침하기 세 시간 전부터는 저녁 식사나 야식을 삼가는 편이 좋다. 야식이나 간식을 자주 먹는 사람일수록 2형 당뇨병(인슐린의 기능이 저하돼 혈당이 높아지는 병. 인슐린이 분비되지 않는 유형은 1형 당뇨병이라 불린다)에 걸릴 위험이 증가한다. 공복인 채로 도저히 잠들지 못하는 사람은 따뜻한 수프 정도로 견뎌보자. 술은 되도록 삼가는 편이 좋지만, 가볍게 마시고 싶다면 알코올 성분에 대한 저항력이 가장 강해지는 저녁 8~9시쯤에 마시도록 하자.

아침이나 점심에 마시는 술은 포도주처럼 알코올 도수가 낮더라도 취기가 빨리 돌기 때문에 주의가 필요하다. 그리고 알코올 성분의 대사와 배출에도 두 배의 시간이 걸리기 때문에 숙취에 시달리기 쉽다. 이는 생체 시계가 알코올에 대한 감수성을 조절하기 때문이다.

알코올은 중성 지방을 증가시켜 이를 내장 지방으로 만든다. 술은 종류에 상관없이 기본적으로 모두 내장 지방으로 바뀐다고 생각하자. 그리고 피부미용에 좋다며 저녁마다 적포도주를 마시는 사람이 있다. 적포도주에 든 폴리페놀 성분이 활성 산소의 작용을 억제하기는 하지만 유감스럽게도 노화 방지 효과를 기대하려면 적어도 세 병은 마셔야만 한다. 하지만 포도주를 그만큼 마셨다가는 간에 문제가 생길 수도 있으니 그야말로 주객전도라 할 수 있다. 폴리페놀은 포도주가 아니라 채소, 과일, 생선으로 섭취하는 것이 바람직하다.

세포와 유전자에 작용하는 커피

일반 커피나 디카페인, 약배전 커피 모두 내장 지방을 감소시켜 지방간을 개선하는 효과가 있다. 커피는 유전자의 작용을 바꾸는 후성 유전학의 대표다. 커피는 시계유전자의 동료인 퍼옥시좀증식체 활성화수용체-감마PPAR-γ에 작용해 지방 축적과 관련이 있는 유전자를 증가시켜 내장 지방을 감소시킨다. 그리고 내장 지방의 세포나 간의 지방세포의 비대화를 억제하는 유전자에도 작용해서 지방간을 개선한다. 이러한 효과는 커피 중에서도 생두를 약하게 볶은 약배전 커피의 효과가 가장 두드러진다.

유전자의 작용을 바꾸는 것이기 때문에 효과에는 개인차가 존재한다. 나이, 운동·수면·음식 기호 등의 생활 습관, 그날그날의 피로도, 앓고 있는 질환 등에 따라 커피가 끼치는 영향에는 차이가 있다. 그러므로 커피의 효과가 약한 경우에는 생활 습관을 바꿔 보는 것도 하나의 방법이다. 운동 습관이나 수면 리듬, 음료나 식품 기호를 바꾸면 틀림없이 내장 비만을 개선할 수 있을 것이다.

임신 중에도 중요한 식습관

영어 표현 중에 '자궁에서 무덤까지womb-to-tomb'라는 말이 있다. 이는 태어나서 죽을 때까지의 일생을 말한다. 만약 임신 중 건강하지 못한 식습관을 고수한다면 자녀뿐만 아니라 손자에게까지 안좋은 질병이 이어진다는 말이다.

임신 중에 고지방식을 섭취한 여성이 낳은 자녀는 성장하면서 비만이 될 가능성이 크고, 숨은 당뇨병인 내당능 장애에 걸리기 쉽다는 사실이 밝혀졌다. 이러한 질환은 심지어 성인이 돼도 낫지 않고, 노년에도 그대로라고 하니 놀라울 따름이다. 이는 임신 중에 섭취한 고지방식의 영향으로 장내 세균총이 무너져 배꼽시계가 어긋나는 것이 원인으로 보인다. 어긋난 배꼽시계가 뇌의 생체 시계까지 어긋나게 해서 비만이나 당뇨병을 일으키는 것이다. 소아가 성인이 되고 노인이 될 때까지 그 여파가 지속되는 이유는 임신 중에 섭취한 고지방식이 생체 시계의 시계유전자를 좋지 않은 방향으로 변화시켰기 때문이다.

제6장

생체 시계를 바로잡아 건강한 몸을 만든다

생체 시계를 어긋나게 하는 사회 환경

지금까지 생체 시계를 활용하면 업무 효율을 최대한 끌어올릴 수 있다는 점을 이야기했다. 하지만 오늘날의 사회는 업무 환경이 24시간 체제로 운영되고 있고, 스마트폰 등의 보급으로 사물 인터넷IoT화가 확산되고 있다.

어쩔 수 없이 우리는 지금 지구의 자전 주기를 따르는 자연의 순환 질서에서 벗어나, 24시간 체제로 돌아가는 사회에 살고 있다. 생활시간과 생체 시계가 어긋나는 일이 늘 발생하는 사회 속에서 직장인은 업무 성과를 내라는 압박을 받고 있다.

세계적으로 실시하고 있는 역학 조사에서 이러한 생활 방식의 폐해가 꾸준히 보고되고 있다. 불면증이나 과면증, 변비나 설사를 반복하는 위장 장애, 비만이나 당뇨병, 콜레스테롤 이상이나 심근경색, 고혈압이나 뇌경색, 우울증이나 암 등 다양한 생활 습관병이 반세기 전보다 두세 배나 증가했다. 하지만 오늘날 편의점으로 대표되는 상업 시설이나 병원, 경찰서 같은 편의 시설은 지역의 안전과 복지의 거점이다. 지금과 같은 현실을 쉽게 바꿀 수는 없다. 이번 장에서 우리가 살고 있는 사회 환경을 살펴보고, 그 속에서 어떻게 건강을 유지하고 업무 효율을 끌어올릴 것인가 하는 과제에 대한 해결책을 모색해보려 한다. 현대 사회에서 생활시간과 생체 시계가 자주 어긋나는 일이 발생하는 사회적 환경으로는 사회적 시차증, 교대근무제 그리고 해외여행 이렇게 세 가지가 있다. 여기에 초점을 맞춰서 살펴보자.

사회적 시차증을 왜 겪을까

외부 환경을 예측해 컨디션을 조정하고 생활의 효율을 최대한 끌어올릴 준비를 하는 것, 그것이 바로 생체 시계의 역할이다. 현대 사회에서 넘쳐나는 무질서한 빛은 생체 시계의 작용을 저해한다. 그중에서도 야간에 노출된 빛은 사람의 생체 시계를 어긋나게 만들어 생체 리듬을 깨뜨리는 원흉이다. 최근에는 이를 '사회적 시차증'이라고 부른다.

대부분의 사람들은 출근이나 등교, 집안일 등을 하기 위해 사회적으로 정해진 시각에 맞춰 일어난다. 그래서 평일에는 수면 시간이 짧아지기 쉽다. 어쩔 수 없이 그들은 평일에 부족했던 수면 시간을 보충하기 위해 주말에 늦잠을 자곤 한다. 그런데도 자신은 남들보다 비교적 규칙적으로 생활한다고 착각하는 사람이 많다. 평일에는 0시에 잠들었다가 아침 6시에 일어나고, 휴일에는 새벽 2시에 잠들었다가 오전 10시에 일어나는 하루의 생활 패턴이 달라지는 상황을 당연하게 여기는 것이다. 이는 주말 밤마다 시차가 있는 지역에 가기 위해 비행기를 타고 서쪽으로 날아갔다가 월요일 아침에 돌아와 시차증을 겪는 것과 마찬가지다.

최근 연구를 통해 사회적 시차증이 건강에 해를 끼친다는 사실이 밝혀지기 시작했다. 젊을수록 사회적 시차증 증세가 심각한데, 20대의 61%, 30대의 53%가 1시간 이상의 사회적 시차증을 겪고 있다고 한다. 그들이 경험한 사회적 시차증은 보통 1시간 정도 차이 나는 수준이지만, 이는 생각지도 못한 악영향을 초래한다. 우울증, 부정맥, 심근경색, 뇌경색이나 뇌출혈, 전립선암이나 유방암, 대장암에 걸릴 위험이 몇 배가 증가하는 것이다.

2017년에 생체 시계 연구가 노벨상을 받았을 때, 노벨상 위원회의 크리스터 후그Christer Hoog 위원은 다음과 같이 말했다. "생체 시계를 따르지 않는 생활을 지속하면 우리는 어떻게 될까요? 얼마만큼 심각한 병에 걸릴까요? 앞으로 건강을 위해 무엇을 해야만 하는지 우리에게 가르쳐 주었으면 합니다." 다음 장에서부터 이 질문에 답해보고자 한다.

인공조명으로 사라진 밤

1879년에 에디슨이 백열전구를 발명한 후, 이 세상에서 밤이 사라졌다. 전기를 이용한 고에너지 소비 사회가 생겨나면서 사람들의 생활 방식이 크게 바뀌었다. 저녁부터 밤까지의 시간을 업무에 쓸 수 있게 되자 컴퓨터 같은 정보 통신 기술을 이용한 직종에서는 10시간 넘게 일하는 일도 많아졌다. 사회가 24시간으로 돌아가자 텔레비전도 방송을 쉬지 않았다. 한밤중에도 불을 밝혀 거리가 환했고, 24시간 영업하는 편의점이나 레스토랑이 늘어나 늦은 시간까지 훨씬 자유롭게 다닐 수 있게 됐다. 얼핏 보기에는 편리한 것 같지만, 잠들지 않는 사회는 인간이 지닌 본래의 리듬과 동떨어진 생활 방식을 강요해 생체 시계에 악영향을 끼치고 있다. 특히 장시간의 컴퓨터 작업이나 전기 조명 아래에서 하는 노동은 생체 리듬에 문제를 초래한다.

일주일에 한 번씩 야근하는 간호사에게 활동량을 측정하는 모니터기를 부착시킨 다음, 한 주 동안의 생활 리듬을 조사해봤다. 그 결과 생체 리듬이 24시간에서 상당히 어긋난 27.3시간까지 길어져 있었다. 일근과 야근을 반복하는 불규칙한 생활 리듬 탓에 하루가

27.3시간인 이상한 생활을 매일 지속하는 것이다. 이외에도 간호사의 생활 리듬에서 또 다른 특징이 관찰됐다. 건강한 생활을 하는 사람에게는 결코 나타나지 않는 일주일의 절반에 해당하는 3.5일 주기의 리듬이 나타난 것이다.

생체 리듬이 어긋나기 시작하자 그 대신 3.5일 주기의 리듬이 나타나 약해진 생체 시계를 보완하려고 했다. 게다가 이 간호사는 혈압이 159/93mmHG, LDL 콜레스테롤이 183mg/dl로, 고혈압과 지질 이상증이 있는 것으로 나왔고 공복시 혈당이 212mg/dl, 헤모글로빈A1c 수치가 7.6으로 중등증의 당뇨병까지 있었다. 결과적으로 이 간호사에게 필요한 것은 약이 아니라 생활 방식을 개선해 어긋난 생체 리듬을 바로잡는 것이 우선이다.

시차증, LA 다저스가 뉴욕 양키스에 불리한 이유

생체 리듬과 생활 리듬이 어긋나는 전형적인 예가 비행기를 타고 고속으로 이동했을 때 발생하는 시차증이다. 그들에게는 매우 높은 빈도로 업무 효율의 저하가 나타난다. 이 밖에도 피로감, 식욕 저하, 눈의 피로, 머리가 무겁고 멍한 증상 등을 같이 보인다. 세계 각지를 돌아다니는 직장인에게 이는 매우 성가신 문제다.

시차증은 생체 시계가 어긋나는 것과 밤 수면의 질이 저하되는 것이 큰 원인이다. 생체 리듬이 틀어지거나 수면 장애가 나타나는 증상은 동쪽으로 비행(한국→로스앤젤레스)할 때가 서쪽으로 비행(한국→런던)할 때보다 훨씬 심하게 나타난다. 왜냐하면 동쪽으로 비행할 때는 하루 길이가 짧아져 현지에서 자신의 생체 시계 시곗바늘을 앞으로 돌려야만 하기 때문이다. 그리고 인간의 생체 시계는 원래 약 25시간으로, 하루보다 길어서 앞으로 돌리는 것이 더 어렵다.

동쪽으로 비행하는 것은 수면 리듬 측면에서도 불리하다. 인간은 일어난 지 약 12시간이 지났을 무렵이 하루 중 가장 잠이 오지 않는 시간대며, 일어난 지 약 15시간이 지났을 때 비로소 잠이 오도록 설계돼 있기 때문이다.

한국에서 동쪽으로 비행해 로스앤젤레스에 갔다면, 우리는 몸이 아직 저녁 무렵일 때 잠자리에 들어야 할 시간을 맞이하게 된다. 하지만 우리의 몸은 아직 한국에 맞는 생체 리듬을 가지고 있어 잠이 오지 않는다. 그래서 억지로 누워도 잠들지 못하고 자꾸만 눈이 떠지는 것이다. 반면 서쪽으로 비행해서 런던에 가면 한국 시각으로 이른 아침~오전에 잠자리에 들게 된다. 이는 한국에서 밤을 새운 상황이나 마찬가지다. 늦게 자고 늦게 일어나는 일은 인간의 생체 시계가 원래 잘하는 일이므로 시차에 적응하기 쉬우며 업무 효율이 떨어지는 일도 잘 발생하지 않는다.

참고로 메이저 리그 월드 시리즈에서 뉴욕 양키스가 로스앤젤레스 다저스를 이긴 이유가 '양키스는 서쪽으로 비행했고, 다저스는 동쪽으로 비행했기 때문'이라는 말도 있다. 이는 생체 시계가 하루의 효율을 끌어올린다는 사실을 말해주는 일화 중 하나다. 혹시 동쪽으로 비행할 일정이 있다면 일주일 전부터 생체 시계의 시곗바늘을 앞당기는 훈련을 해두는 것이 좋다.

졸려도 조금 일찍 일어나 아침에 15분 이상 햇볕을 쬐도록 하자. 반대로 밤에는 빛에 노출되는 것을 피하고, 조금 일찍 잠자리에 들자. 아마도 잠이 잘 오지 않을 테지만, 이럴 때 한약인 억간산처럼 가벼운 수면제를 먹는 것도 방법이 될 수 있다(제3장 참조).

어긋난 생체 시계를 회복하자

생체 시계는 약 5억 년 전인 캄브리아기 이후 오랜 진화의 과정을 통해 획득했고 지금까지 생명 유지 활동을 모두 총괄해왔다. 그러던 중 2005년에 생체 시계가 어긋나면 병에 걸린다는 사실을 발견했고, 2012년에는 어긋난 생체 시계를 정상으로 돌려놓으면 병 또한 낫는다는 사실이 보고됐다.

알고 보니 대사 증후군, 고혈압, 지질 이상증, 당뇨병, 우울증, 골다공증 등이 원인이 생체 시계의 이상이었다. 모두 생체 시계가 어긋났기 때문이었다. 무엇보다 놀라운 사실은 노화가 진행되는 조로 현상이나 알츠하이머병 같은 인지증도 생체 시계와 깊은 관련이 있었다는 점이다. 그래서 생체 시계를 복구하면 자율신경, 호르몬, 면역 리듬이 개선돼 대부분의 병이 나을 수 있다.

하지만 현대인의 생체 시계는 현실에 치여 계속 어긋난다. 지금 우리에게 필요한 것은 이를 어떻게 복구해 나갈 것인가 하는 해결법이다. 이제부터 업무 효율이나 건강과도 깊은 관련이 있는 생체 시계를 정상적으로 복구하는 방법에 대해 이야기해보려 한다.

아침에는 햇볕과 식사로 생체 리듬을 조정하자

먼저 가장 중요한 것은 아침마다 정해진 시각에 일어나 햇볕을 쬐는 일이다. 빛을 언제 쬐느냐에 따라 생체 리듬의 위치나 상태가 달라진다. 이 현상을 독일의 생리학자 위르겐 아쇼프Juergen Aschoff 연구팀은 '위상 반응 곡선'이라 명명했다. 저녁부터 밤에 빛을 쬐면 생체 리듬이 한 시간이나 뒤로 밀려나서 지구의 자전과 2시간이나 차이 나게 된다. 만약 밤에 빛을 쬐는 생활을 반복하면 생활 리듬이 흐트러져 불면증을 초래하게 될 것이다. 이는 학생의 경우에 등교 거부의 원인이 될 수 있다. 또한 생활 습관병이나 골다공증을 유발하고, 암이 생기기 쉬워진다. 그러므로 아침에 밝은 빛을 30분 이상 쬐는 것이 무엇보다 중요하다.

다음으로 아침 식사도 생체 리듬의 시곗바늘 조정에 중요하다. 그렇기 때문에 되도록 정해진 시각에 아침 식사를 하자. 향긋한 차나 커피를 곁들여 따뜻한 주요리와 채소가 듬뿍 들어간 반찬을 준비하고, 기왕이면 맛뿐만 아니라 플레이팅까지 신경 쓰는 것이 좋다.

아침 식사로 섭취된 영양은 우선 말초 시계의 시곗바늘을 조정한다. 그와 동시에 중추 시계의 시곗바늘도 맞춰준다. 전날 저녁부터 아침 식사 전까지의 오랜 공복은 생체 시계의 주기를 줄여서 외견상으로는 시곗바늘이 앞당겨진다. 하지만 아침 식사를 하면 지나치게 앞당겨진 시곗바늘이 늦춰지면서 시각이 다시 조정된다.

아침 식사 반찬의 가짓수가 많으면 시계를 맞추는 힘이 강해진다는 사실 또한 밝혀졌다. 매일 아침을 그렇게 준비하기는 어렵겠지만, 정성껏 준비한 아침 식사를 충분히 섭취하는 것이 전신의 활성화를 위한 호르몬 리듬의 조정에 필요하다.

규슈대학교의 명예 교수인 가와사키 코이치 박사는 고혈압의 원인인 소금을 하루에 12g이나 섭취한다고 해도 아침보다 저녁 식사에 더 많은 양을 섭취하면 혈압이 낮아진다고 보고했다. 이는 혈압을 올리는 레닌, 앤지오텐신, 알도스테론 호르몬의 수치가 아침부터 낮 동안에는 높다가 저녁에는 낮아지기 때문이다. 그래서 알도스테론이 적은 저녁에는 염분을 조금 많이 섭취해도 혈압이 그다지 크게 오르지 않는다.

하루에
여섯 시간 이상 잠을 자자

직장인의 생체 시계가 흐트러지는 원인은 대부분 수면 부족 때문이다. 업무 효율을 높이고 싶다면 적어도 매일 여섯 시간은 자는 것이 좋다. 만약 그것이 도저히 불가능하다면 일주일에 한 번만이라도 여섯 시간을 자는 것을 추천한다.

필요한 수면 시간은 사람마다 다르다. 그렇기 때문에 자신에게 필요한 수면 시간을 측정해 두면 도움이 된다. 열흘 동안 잠들고 일어난 시간을 날마다 기록한 다음에 평균을 계산하면 자신에게 필요한 수면 시간이 나온다(제3장 참조).

사람은 일주일에 한 번만이라도 자신에게 필요한 수면 시간을 체크하고 이를 지켜서 잠을 자야 한다. 그리고 전날 밤에 몇 시에 잠을 자든 늘 같은 시각에 일어나는 것도 중요하다. 이것이 바쁜 현대인이 업무 효율을 높일 수 있는 비결이다.

HIF 유전자와 저산소 상태를 잘 이용한다

2019년 노벨 생리의학상은 산소가 부족한 상황에 신체가 어떻게 적응하는지를 연구한 학자들에게 돌아갔다. 저산소유도인자Hypoxia-inducible factor의 머리글자를 딴 HIF 유전자는 산소가 적은 상황에서 나타난다는 특징이 있다. 그리고 조금이라도 효율을 높여 살아남을 수 있도록 산소가 희박한 환경에서 몇 가지 특수한 시스템을 만들어내는 역할을 담당하고 있다.

HIF 유전자는 세포의 핵 속에서 이동하면서 생명 유지와 관련된 다양한 시스템에 정교하게 작용한다. 서로 정보를 교환하고, 생체에 불리한 저산소 환경을 나은 상황으로 개선할 수 있도록 작용한다. 그중 혈관내피성장인자VEGF라는 유전자를 유도해서 새로운 혈관을 만든다. 혈액이 흐르는 이곳에서 산소 부족으로 고통스러워하고 있는 세포가 조금이라도 많은 산소를 가져갈 수 있도록 한다.

저산소 환경에서 HIF 유전자는 생체 리듬의 기능을 조절해 생체시계를 활발히 만든다. 그리고 어긋난 생체 시계를 복구하고 개선하는 강한 힘을 가지고 있다. 참고로 최적의 동맥혈 산소 포화도는 사람마다 다르기에 주치의와 상담하는 것이 중요하다.

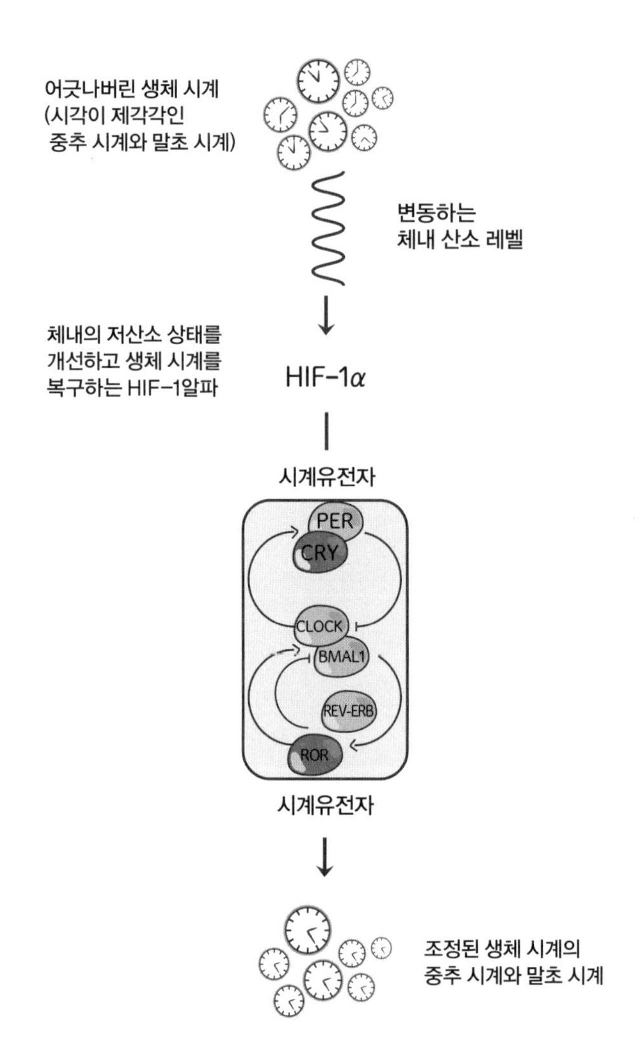

산소가 희박한 저산소 환경에서 조금이라도 효율을 높여 살아남을 수 있도록 HIF 유전자는 핵 속에서 이동하면서 서로 정보를 교환하고, 생체에 불리한 저산소 환경을 나은 상황으로 개선할 수 있도록 작용한다.

해외여행 시차증을 예방하는 기내식 단식

시차증에 대해 조금 더 생각해보자. 예를 들어 한국에서 로스앤젤레스까지 간다고 하면, 시차는 마이너스 16시간이다. 10시간 동안 비행한다고 쳤을 때, 한국에서 정오에 출발하면 로스앤젤레스에 오전 6시에 도착한다. 이때 한국은 오후 10시이므로 원래는 쉬어야 할 시간이지만, 어째서인지 해가 뜨고 아침이 돼 있다. 생체 시계의 시각과 실제 생활시간이 어긋나버린 것이다. 이를 '외적탈동조'라고 한다. 심지어 생체 시계가 통제하는 체온이나 혈압, 호르몬 분비, 수면과 각성 같은 리듬이 제각각인 사태가 벌어지는데 이를 '내적탈동조'라고 한다.

비행기를 타고 해외에 갔을 때 혈압의 리듬은 그 나라에 금세 적응한다. 심박의 리듬도 빨리 순응하는 편이다. 하지만 체온이나 배변의 리듬은 해외에 익숙해지는데 1~2주가 필요하다. 여행 전에는 몸에서 통일돼 있던 리듬이 새로운 환경에서는 제각각이 돼버리는 것이다. 그 결과, 피로감이나 두통, 메스꺼움, 위장 장애, 수면 장애 같은 증상이 발생한다. 이것이 시차증이고 외적탈동조와 내적탈동조가 원인이 돼 일어나는 신체적 불편함이다.

여행 중에 발생하는 시차증을 예방하는 방법 중 하나로 이동 중에 기내식을 먹지 않는 것이 있다. 이는 하버드대학교의 클리포드 세이퍼Clifford Saper 박사 연구 팀의 조사로 알려진 방법이다. 정확히 말하면 여행지에서 아침을 먹을 시간에서 거꾸로 계산해 16시간 동안은 절식할 것을 제안하고 있다. 약 16시간 동안의 절식 기간을 두면 배꼽시계가 중추 시계보다 먼저 작동하기 때문에 그 결과, 아침 식사가 생체 시계의 리셋 효과를 향상시키는 것이다. 16시간 동안 절식하는 것이 쉽지는 않겠지만, 한번 시도해 볼 가치는 있어 보인다. 여행지에 도착해 그 나라의 시간에 맞춰 식사한 다음, 낮 동안에는 몸을 많이 움직이고 밤에는 방을 캄캄하게 한 상태에서 자는 생활을 반복하면 더 큰 효과를 볼 수 있을 것이다.

참고로 원래 생체 리듬이 확실한 사람, 즉 평소에 밤낮을 확실히 구분하는 건강한 생활을 하는 사람일수록 시차증이 적다는 사실 또한 밝혀졌다.

시차증은 보통 귀국 후 2주 정도가 지나면 해소된다고 알려졌지만, 실은 반동 현상이 있기 때문에 주의가 필요하다. 휴식과 활동의 리듬, 즉 기상과 취침 시각에서 관찰되는 24시간 리듬이 해외여행 중에는 흐트러져버린다. 여행이 끝나고 귀국 후 1~2주가 지나면 시차증이 해소된 것처럼 느껴진다. 하지만 사라진 줄 알았던 리듬의 이상이 3주 뒤에 다시 나타나 해외여행 중이었을 때보다 더 심하게 어긋나버리는 경우가 발생한다. 시차증의 후유증처럼 보이는 이러한 현상은 2주마다 나타났다가 조금 나아지기를 반복하면서 원래의 건강한 리듬으로 서서히 돌아간다. 시차의 영향은 4~8주 정도 여파가 남는다는 사실을 기억하고 귀국한 후에도 컨디션 조절에 신경 쓰자.

체조와 음료로 리듬을 조정하자

사회적 시차증을 느끼는 순간 생체 시계가 어긋났다는 사실을 자각하고, 이를 효율적으로 조정하기 위해 노력해야 한다.

특히 추천하고 싶은 방법으로 체조와 산책이 있다. 아침에 체조를 한 다음, 30분 동안 산책을 해보자. 운동 효과뿐만 아니라, 이러한 행동이 습관이 되면 생체 시계에 긍정적인 영향을 미친다. 그리고 사계절 내내 자연을 접하는 것도 기분 전환에 도움이 될 것이다.

다음으로 차나 커피, 허브티를 마셔서 생체 리듬을 조정하는 것을 추천한다. 위의 음료들은 우리 몸의 세포에 있는 핵내 수용체에 작용해 생체 리듬을 조정한다. 핵내 수용체는 대부분 생체 시계의 시곗바늘을 조절하는 역할을 담당하고 있는데, 여기에 식물 유래 성분이나 영양소가 작용해 생체 리듬을 조절한다.

울금에 든 커큐민, 감귤류에 든 베타-크립토잔틴, 양파 등에 든 케르세틴 같은 성분은 콜레스테롤을 개선하거나 혈당치를 정상으로 만들어 심장, 뇌혈관, 세포를 보호한다. 녹황색 채소, 완두콩, 대두, 파슬리, 생강, 고추, 포도나 패션 후르츠 등도 생체 시계를 건강하게 만들고, 어긋난 시곗바늘을 조정한다.

90분 주기 시계에 주목해 생체 시계를 조정하자

오늘날 잃기 쉬운 생활 리듬을 지키려면 몸에 있는 여러 생체 시계를 잘 이용해야 한다. 우리 몸에는 다양한 리듬이 존재한다.

여기에는 24시간의 생체 리듬보다도 짧은, 일명 '초주일리듬'이라 불리는 약 5분, 90분, 8시간, 12시간 주기의 리듬이 있다. 그리고 생체 리듬보다도 긴, '하주일리듬infradian rhythm'이라 불리는 약 3.5일, 5일, 7일, 30일, 0.4년, 1.3년 같은 긴 주기의 리듬도 있다. 현실적인 이유로 생체 리듬이 어긋나는 것을 피할 수 없을 때는 24시간 이외의 리듬에 맞춰 활동과 휴식을 반복함으로써 생체 시계가 흐트러지는 것을 조금이라도 줄여보자.

흐트러진 생체 시계를 바로잡기 위해 먼저 90분 주기의 시계에 대해서 알아야 한다. 우리는 효율적으로 일하기 위해서 90분마다 휴식을 취하는 것이 좋다. 쉬지 않고 업무를 지속한다면 집중력이 유지되지 않아 일에 실수가 생기기 쉽다. 그리고 자율신경도 흐트러져 건강을 해치는 원인이 되기도 한다. 24시간 주기의 생체 리듬을 열여섯으로 구분한 단위가 바로 90분이다. 이 리듬에 맞춰 우리는 온종일 휴식과 활동을 반복하고 있다.

다음 일곱 가지 항목이 우리의 생활 스타일의 일부인지 확인하자. 만약 일치하지 않는 항목이 있다면 90분 주기 시계의 리듬에 장애가 생긴 것이니 2~5장에 소개한 생활 치료로 복구해야 한다.

1. 일하다가 집중력이 떨어진 것 같다는 생각이 들어 확인해보니 약 90분이 지나 있었다.
2. 입이 심심한 기분이 들어서 확인해보니 대략 90분이 지나 있었다.
3. 새로운 아이디어가 떠오르는 타이밍도 대략 90분 주기다.
4. 회사에서 하는 작업의 효율도 대략 90분 주기로 반복된다.
5. 연수에서 강의를 들을 때 집중할 수 있는 시간도 약 90분이다.
6. 신입 사원이나 젊은 사원이 지식을 충분히 활용할 수 있는 시간도 90분까지다.
7. 밤에 자다가 요의를 느껴 눈이 떠지는 때도 취침 후 3시간 또는 4.5시간 뒤다.

90분은 환경에 적응하고 생명을 계속 유지하기 위해 꼭 필요한 리듬이다. 90분 주기 시계에는 크라이라는 시계유전자가 관여하고 있는데 인류는 이를 이용해 새로운 환경에 적응해왔다.

우주 비행사인 무카이 지아키와의 공동 연구에서 내가 속한 연구팀은 국제 우주 정거장ISS에 반년간 머문 우주 비행사의 자율신경 활동을 분석했다. 그리고 24시간과 90분 주기의 리듬이 맥박 수와 부교감신경에서 관찰됐다. 흥미로운 사실은 90분 주기의 리듬이 지상에 있을 때보다 세 배나 강하게 나타났다는 점이다. 우주 비행사는 미지의 환경에 적응하기 위해서 90분 주기의 시계를 구사할 필요가 있던 것이다. 생활 속에서 일정을 짤 때 생명 활동에도 매우 중요한 90분 리듬을 기본 단위로 잘 이용해보자.

다양한 시계가 시작되는 기상 후의 한 시간

우리 몸은 기상과 동시에 스트레스 호르몬인 코르티솔이 상승하면서 24시간 리듬이 시작된다. 이때 기상하는 시간은 잠을 지시했던 시계에서 몸과 뇌의 활동을 향상하기 위한 90분 주기 시계로 전환하는 타이밍에 해당한다. 게다가 잠에서 각성 모드로 전환하는 혈관 수축 호르몬이 상승하고, 8시간 주기의 리듬이 시작하는 시간이기도 하다.

기상 후의 한 시간은 90분, 8시간, 24시간 주기 시계 이렇게 세 개의 생체 시계가 함께 움직이며 그날의 건강도를 확인하는 중요한 시간대인 것이다. 그렇기 때문에 항상 같은 시간에 일어나 규칙적인 행동을 통해 시계를 맞추는 것이 매우 중요하다. 세 개의 생체 시계 중 어느 하나라도 어긋난다면 우리 몸이 건강에 이상이 생겼다는 신호를 보낼 것이다.

우선 체크리스트를 통해 호르몬 건강도를 조사해보자. 만약 문제가 있는 항목을 발견했다면 2~5장의 생활 치료를 통해 복구해야 한다.

호르몬 건강도 진단을 위한 점검 항목

자각 증상	호르몬의 이상
1. 규칙적으로 일어나지 못한다.	**1.** 기상 호르몬인 부신피질 호르몬의 생체 리듬이 흐트러져 있다.
2. 아침 식사를 규칙적으로 하지 않는다.	**2.** 수면 호르몬인 멜라토닌이 흐트러져 있다.
3. 아침에 채소를 듬뿍 먹지 않는다.	**3.** 숨은 당뇨병 호르몬인 인슐린의 작용이 저하돼 있다.
4. 아침에 운동을 하지 않는다.	**4.** 활력 호르몬인 카테콜아민의 작용이 저하돼 있다.
5. 행복하다고 느끼지 않는다.	**5.** 애정 호르몬인 옥시토신이 저하돼 있다.
6. 최근에 운동을 하지 않았다.	**6.** 감정 호르몬인 오렉신이 저하돼 있다.
7. 기분이 우울하거나 불안하다.	**7.** 행복 호르몬인 세로토닌이 부족하다.
8. 성욕이 없다.	**8.** 성호르몬이 부족하다.
9. 내장 비만이라는 말을 들은 적이 있다.	**9.** 내장 호르몬의 작용이 저하돼 있다.

3.5일 주기로 생활 리듬을 조정하자

우리는 심박 RR 간격 측정 장치인 액티브 트레이서를 이용해 교대 근무제가 혈압의 변동 리듬에 어떠한 영향을 미치는지 조사했다. 먼저 각각 일근과 야근을 하는 간호사들의 혈압을 연속으로 기록한 다음, 그 데이터를 분석해봤다.

일근하는 간호사의 혈압 변동에서 24시간, 12시간, 8시간의 리듬이 추출됐다. 반면 야근하는 간호사는 24시간의 리듬이 27시간으로 연장됐고, 12시간과 8시간의 리듬은 불명확하게 나왔다. 대신에 새로운 3.5일 리듬이 나타났다. 야근하는 간호사 외에도 과중한 노동을 반복하는 회사원과 휴일 출근도 마다하지 않고 일하는 사람들을 모니터했을 때 3.5일 주기로 활동량이 증감하는 것이 관찰됐다.

이는 우리 몸에 억지가 통하는 한도를 나타내는 것처럼 보인다. 아무리 애를 써도 높은 활동량을 유지할 수 있는 시간에는 한계가 있으며, 최고조에 달하면 이후부터는 움직임이 점차 줄어드는 것이다. 그러한 최고점과 최저점이 반복되는 주기가 3.5일이다. 작심삼일도 이러한 리듬 가운데 하나라 생각하면 재미있지 않은가.

교대 근무를 하는 사람은 3.5일 주기로 생활 리듬을 조정하는 것이 중요하다. 예를 들어 3.5일마다 휴식을 취하는 것도 하나의 방법이다. 일요일이 휴일이었다면 다음에는 수요일이나 목요일에 쉬는 것이다. 그렇게 주기적으로 휴식을 취하면 생체 시계를 다시 맞출 수 있다. 또 일하는 중에는 5분 주기나 90분 주기를 의식하자. 5분이나 90분마다 기분 전환을 하거나 잠시 쉬는 시간을 가지면 몸에 무리가 덜 느껴지기 때문에 업무 효율도 올라갈 것이다.

미네소타대학교의 프란츠 홀버그Franz Halberg 교수와 저자는 7일 주기의 리듬을 '서커셉턴circaseptan'이라고 명명했지만, 7일보다도 3.5일의 주기성이 본래의 리듬이 아닐까 싶다.

실제로 다양한 신체 활동에 3.5일 또는 7일의 리듬이 관찰되는 경우가 많이 보고되고 있다. 그중 임부의 태내에서 태아의 생체 리듬이 24시간보다 7일 주기로 나타나는 경우가 압도적으로 많다는 사실이 밝혀졌다. 갓 태어난 신생아의 혈압에서도 24시간보다 7일 주기가 또렷하게 나타난다. 성인도 신생아만큼 뚜렷하지는 않지만, 가정 혈압의 변동성에서 7일 또는 3.5일 주기가 관찰되는 것을 확인할 수 있다.

교대 근무나 야근하는 사람의 생체 리듬은 어떠한가

해외여행을 간 사람들보다 교대 근무나 야근을 하는 사람들의 생체 리듬이 더 심각하게 어긋나 있다고 한다. 그래서 의사나 간호사, 비행기 조종사, 객실 승무원, 경찰관, 소방관, 택시 운전기사처럼 어쩔 수 없이 교대 근무나 야근을 해야 하는 직업에 종사하는 사람일수록 암이나 생활 습관병에 많이 걸린다고 한다. 그리고 질병의 주요 원인은 생체 시계의 교란에 있다고 밝혀졌다.

일본 산업의과대학교의 쿠보 타츠히코 박사가 14,000명의 남성 근로자를 대상으로 실시한 조사에 따르면 일근하는 사람보다 주야 교대 근무를 하는 사람에게 전립선암 발병률이 세 배나 높게 나타났다. 한발 더 나아가 현재는 생체 시계의 교란으로 암 발병률이 늘어나는 이유 또한 밝혀졌다.

교대 근무보다는 야간 근무만 하는 편이 오히려 암 발병이 적다는 보고가 있다. 하지만 늘 야간에 일하는 생활 스타일은 가족이나 지인들과 시간을 보내기 어렵기 때문에 사회생활의 질에 문제가 있어 보인다. 그리고 교대 근무제는 심장에도 악영향을 끼친다. 혈압과 심박수의 생체 리듬이 흐트러져 심부전이나 부정맥이 일어나기 쉬운 몸이 되기 때문이다. 그래서 심장에 지병이 있는 사람은 교대 근무에 적합하지 않다.

24시간 내내 쉴 새 없이 돌아가는 현대 사회에서 교대 근무라는 체제가 없어질 수 없는 이상, 이에 대한 대응책을 시급히 마련할 필요가 있다. 생체 리듬에 끼치는 영향을 고려해 교대 근무 일정을 설정하는 것이 기업에 요구된 중요한 사명이다. 또한 조도가 2,500lux 이상인 특수한 조명 기구를 사무실에 도입해 빛을 쬐는 시간대와 건강의 상관관계를 조사하는 시도도 필요해 보인다.

생활 치료를 통해 유전자를 바꾼다

시계유전자에 이상이 생기면 생활 리듬이 흐트러지기 쉬운 몸이 되어 노화가 빠르게 진행된다는 사실이 밝혀졌다. 그리고 정상적인 시계유전자를 지닌 사람보다 2~3배나 병에 걸리기 쉽다고 한다. 그렇다면 시계유전자에 문제가 생기는 그날로 우리의 인생이 암흑의 구렁텅이에 빠지게 되는 것일까? 전혀 그렇지 않다. 올바른 생활 치료를 통해 시계유전자를 개선할 수 있다.

내가 의대생이었을 무렵에는 유전자가 생명의 설계도임과 동시에 평생 변하지 않는다고 배웠다. 머리가 좋은 아이와 나쁜 아이는 유전자에 의해 결정되며, 일단 그렇게 태어난 뒤에는 어떻게 할 방법이 없다는 것이 그 당시의 정설이었다.

하지만 수많은 연구자가 문제에 이의를 가지고 유전자 해독에 뛰어들었다. 1985년부터 인간 게놈 프로젝트와 유전자 연구가 진행됐고 2003년에 드디어 이에 관한 모든 의혹이 풀렸다. 이때 의사들은 앞으로 의료가 크게 진보할 것이라 기대했다. 질병의 배경에 있는 유전자가 전부 해독됐으니 그리 생각하는 것도 무리는 아니었다. 하지만 생각보다 의료 분야에서 큰 진보는 일어나지 않았다.

우리는 지금 유전자에 다형이나 이형이 발견됐다고 해서 반드시 질병으로 발전하지 않는다는 사실을 알고 있다. 왜냐하면 우리의 생활 태도를 책임지고 있는 것은 유전자가 아니기 때문이다. 이를 관장하고 있는 것은 유전자에서 만들어진 단백질이다. 상태가 나쁜 유전자로 태어났다고 해도 알맞은 식사, 운동, 수면을 통한 생활 치료로 정크 DNA를 작동시켜 상태가 좋은 단백질로 바꿀 수 있다.

생활 치료는 질병 예방과 업무 효율 향상에 얼마만큼 효과적일까? 이 분야는 아직 연구 중이지만, 상태가 나쁜 시계유전자를 물려받았다고 해도 생활 치료를 통해 생체 시계를 조정하면 틀림없이 높은 성과를 얻을 수 있을 것이다. 시계유전자를 조정하는 기본적인 방법은 운동을 통해 자율신경의 작용을 향상하는 것, 수면을 통해 호르몬을 향상하는 것, 식사를 통해 장의 작용을 조정하고 배변 활동을 개선해서 면역력을 증진하는 것, 이렇게 세 가지다.

인생이
유전자에 의해 결정된다?

19세기 중반에 오스트리아의 유전학자인 멘델Mendel이 완두콩을 이용해 밝혀낸 유전 법칙을 모두 초등학교와 중학교 때 배웠을 것이다. 멘델의 법칙에 따르면 '우리는 부모의 유전자가 섞여서 만들어졌고, 이는 죽을 때까지 변하지 않는다', '우리 미래는 유전자에 완전히 종속돼 있어 선택의 여지가 전혀 없다'라는 것이다. 나는 그렇게 배웠다. 하지만 이 배움은 완전히 틀렸다. 우리 인생은 유전자에 의해 결정되는 것이 아니다.

무엇을 먹을 것인가, 어떻게 잘 것인가? 어떻게 일하고, 거기에서 만족감을 얻고 있는가? 그런데도 자꾸만 쌓이는 스트레스를 우리는 어떻게 처리하고 있는가? 이처럼 어떤 식으로 생활하고 있느냐에 따라 우리는 유전자의 속박에서 벗어나 확실히 변할 수 있다. 결론적으로 부모에게 물려받은 유전자를 전부 바꾸는 일이 가능한 것이다. 이제는 모두 유전이 유동적이라는 생각을 가지고 있다.

2000년 당시에 미국 빌 클린턴 대통령이 인간 게놈 프로젝트를 진행했다. 이를 계기로 인간 게놈 시대의 막이 올랐다. 연구 결과, 약 30억 개나 되는 인간의 게놈 가운데 유전자는 고작 2만 2,000개라는 사실이 밝혀졌다. 세포가 1,000개 정도밖에 되지 않는 선충의 유전자 수가 1만 9,000개인데 인간이 2만 2,000개라는 사실은 예상했던 것보다도 훨씬 적어 충격을 안겨줬다. 전체 게놈 가운데 유전자는 고작 2%였고, 나머지 98%가 정크 DNA였다.

인간의 생명 활동을 담당하는 단백질은 우리 몸에 10만 개 가까이 있다. 유전자란 그러한 단백질을 지정해서 합성하기 위한 정보를 지닌 DNA를 말한다. 고작 2만 2,000개에 불과한 유전자로 10만 개나 되는 단백질을 어떻게 관리하는 것일까. 그 수수께끼를 풀 열쇠가 단백질을 합성하지 못하는 정크 DNA에 있다.

일을 통해 얻을 수 있는 만족감이나 성취감, 업무 스트레스, 연인과의 시간이나 쇼핑, 무엇을 먹을 것인가, 얼마나 잘 것인가 하는 일상생활이 정크 DNA에 작용한다. 그 정보를 받은 정크 DNA가 유전자에 관여함과 동시에 끊임없는 변화를 시작했다. 생활이 바뀌면 인간은 유전자적으로 확실히 달라질 수 있는 것이다. 일란성 쌍둥이는 태어날 때 똑같은 유전자를 지녔지만, 다른 생활 환경에서 성장하면 차츰 다른 모습과 성향을 보여준다. 그와 동시에 얼굴 생김새까지 변하기도 하며 서로 다른 질병에 걸리기도 한다.

업무 효율을 올리기 위해 부모로부터 물려받은 유전자의 힘에 기댈 것이 아니라, 하루하루를 어떻게 보낼 것인지, 자신의 주변 환경을 정비하는 것이 더 중요하다.

유전자 검사의 정밀도는 아직 충분하지 않다

유전자 검사가 등장하면서 체질이나 장래에 발생할 수 있는 질병의 위험 등을 먼저 알 수 있게 됐다. 앞으로는 유전자 검사가 건강을 위해 꼭 필요한 수단이 될지도 모른다. 그렇다면 지금 유전자 검사를 받는 것이 우리에게 이득일까? 그렇다고는 단정할 수 없다. 여기에는 아직 큰 함정이 있기 때문이다.

다음 세 가지를 명심해두자. 가장 먼저 유의해야 할 점은 유전자 검사 결과를 올바르게 받아들이는데 필요한 지식을 미리 습득해 두는 것이다. 우리의 개성을 만드는 것은 DNA의 변이다. 그 대부분은 염기 서열에 나타나는 매우 근소한 변화로, 이를 단일 염기 다형성Single Necleotide Polymorphism, 일명 스닙SNP이라고 한다. 같은 사람이라 할지라도 각각 체형이나 체질, 피부색 등이 다른 것이 바로 이러한 스닙 때문이다.

이미 우리의 몸에서 스닙은 수백만 개가 발견됐고 유전자 검사도 이를 이용한다. 최근에 고혈압이나 비만, 콜레스테롤, 중성 지방의 이상 등 질병의 원인이 되는 스닙이 발견되었다. 그리고 당뇨병의 동기로 알려진 스닙도 현재까지 열 개 이상이나 알려졌다.

질병의 원인이 되는 스닙이 발견됐다고 해서 당장 병에 걸리는 것은 아니다. 스닙은 누구나 가지고 있는데 이는 한두 개가 아니라 꽤 많은 수다. 그래서 이들이 서로 어떤 영향을 주고받는지가 중요하다. 하지만 아직 밝혀지지 않은 사실이 많다. 그러므로 유전자 검사를 통해 얻은 정보에 너무 휩쓸리지 않는 것이 좋다. 정확한 지식을 얻기에는 아직 연구가 부족한 상태이기 때문이다.

스닙의 95%는 유전자가 아닌, 정크 DNA 속에 있다. '몸이 약해 병에 걸리기 쉽다'와 같은 개성을 결정하는 것이 정크 DNA다. 그렇기 때문에 생체 시계를 조정하고, 좀 더 나은 수면과 식사, 운동을 위해 노력하면 불리한 체질도 지금보다 좋아질 수 있다.

두 번째로 주의할 점은 보험 회사에 대한 대응이다. 유전자 돌연변이를 물려받은 사람이 유전자 검사를 받았을 경우, 보험 회사에서 가입을 거부하거나 고액의 보험료를 청구할 수 있다. 이러한 손해는 본인뿐만 아니라 자신의 가족이나 유전자를 물려받는 자손에게까지 이어진다. 예전보다 유전자 검사 비용도 저렴해지고 방법도 간단해진 상황이기 때문에 우리의 게놈 정보가 해킹당할 가능성이 많이 오픈되어 있으니 조심하자.

세 번째로 주의할 점은 DNA의 해석 정밀도 문제다. 차세대 시퀀서라 불리는 고속 염기 서열 분석 장치가 등장하면서 인간 게놈도 과거와 다르게 일주일 정도면 염기 서열을 결정할 수 있게 됐다. 15년 전에 인간 게놈 프로젝트가 진행됐을 때는 10년 이상 걸렸던 유전자 해석 시간이 500분의 1로 단축됐고, 비용도 저렴해지고 있다. 하지만 여전히 큰 과제가 남아 있다. 인간 게놈 프로젝트가 완료됐다고는 하지만, 해석이 끝난 것은 고작 2%에 불과하다. 우리의 개성을 만들고 새로운 환경에 순응하게 하는 정크 DNA는 이 해석 장치로 정확히 읽지 못하기 때문이다. 건강 유지의 비결이 숨어있는 곳은 이러한 정크 DNA의 영역이기 때문에 고액의 비용을 들이면서까지 유전자 검사를 받는 것은 아직 시기상조라고 본다.

어떻게 하면 유전자의 숙명에서 해방될까

유전자의 발현은 유동적이다. 우리가 지닌 유전자는 비유하자면 피아노 소나타의 악보 같은 것이다. 악보에 적힌 소나타를 연주할 때 피아니스트는 템포, 강약, 톤, 음색, 음량에 따라 다양하게 변화시킬 수 있다. 피아니스트의 마음에 따라 부드럽게 치거나 세게 칠 수도 있고, 천천히 치거나 빠르게 칠 수도 있다. 그렇게 되면 하나의 곡이 마치 전혀 다른 곡처럼 변화한다. 또 사용하는 악기를 바꾸면 같은 곡을 연주하더라도 조율이 달라진다. 유전자도 이처럼 조율을 바꿀 수 있다. 그렇다면 이제 유전자의 발현을 바꾸는 전략을 한 번 생각해보자.

일만 하느라 분주히 뛰어다니지 말고, 조금은 여유를 가져보자. 먼저 기지개를 켠 다음, 심호흡을 하고 천천히 숨을 들이마셨다가 다시 천천히 내뱉는다. 기지개와 심호흡을 하기만 해도 피로했던 뇌와 몸이 휴식 모드에 들어갈 수 있다. 그러면 몸속에서 팔 근육과 호흡할 때 쓰이는 근육 그리고 뇌의 유전자가 그에 맞게 조정된다. 이때 느껴지는 쾌감은 과거에 평안했던 기억과 미래에 대한 예측을 끌어내고, 뇌신경을 작동시켜 유전자를 변화시킨다.

우리의 유전자는 모든 생활 행동이나 주변 환경에 응답하면서 그와 동시에 끊임없이 변화하고 있다. 유전자의 발현을 활성화하거나 억제하기도 하고, 발현량을 증가시키거나 감소시키는 등 유전자의 유연성을 바꿀 수 있는 대표적인 전략이 바로 생활 습관이다. 우리에게 식사, 운동, 휴식, 목욕, 수면의 리듬을 조정하려는 노력이 필요하다. 나는 이를 생활 치료라 부른다. 물론 금연과 절주, 적당한 약물 복용, 엑스레이 검사 자제, 일상 속 스트레스 줄이기 등도 좋은 전략이 될 수 있다.

유전자를 바꾸는 식이 요법, 로열 젤리와 시금치

여왕벌은 다리가 길고, 몸도 호리호리하다. 그리고 무엇보다 오래 산다. 일벌은 침을 한 번 쏘면 죽지만, 여왕벌은 몇 번이나 쏠 수 있다. 일벌의 수명은 몇 주에 불과하지만, 여왕벌은 몇 년이나 살 수 있다. 이런 사실을 들은 사람이라면 '여왕벌과 일벌은 틀림없이 유전적으로 다를 거야'라고 생각할 것이다. 하지만 놀랍게도 여왕벌과 일벌의 유전자는 완전히 같다. 그렇다면 어째서 이렇게나 극단적인 차이가 나타나는 것일까?

사실 여왕벌이 되는 유충은 누구보다도 좋은 것을 먹으면서 자란다. 젊은 일벌의 입에서 만들어진 로열 젤리를 듬뿍 먹기 때문에 우아하면서 수명도 긴 여왕벌로 자라는 것이다. 로열 젤리에는 아미노산이 풍부하게 들어있는데, 그 안에 있는 DNA 메틸기 전달 효소가 일벌이 되는 유전자를 억제하고 여왕벌로 자라게 만든다. 로열 젤리가 지닌 이러한 힘을 '후성 유전학적 시스템'이라 부른다. 여기서 후성 유전학을 뜻하는 'epigenetics'는 유전학을 의미하는 'genetics'에 수식됐다는 뜻의 'epi'가 붙은 것이다. 즉 유전학적 작용을 바꾼다는 의미에서 붙은 명칭이다.

우리 생활 속에서 로열 젤리와 같은 작용을 하는 것이 바로 음식이다. 예를 들어 음식 중 시금치에는 로열 젤리처럼 마법 같은 힘이 있다. 시금치에 함유된 베타인 성분이 후성 유전학적 시스템을 통해 고기 요리에 든 발암 물질을 억제한다고 한다. 시금치를 많이 먹으면 대장암 발병이 절반이나 줄어든다는 연구 보고 또한 있다. 물론 시금치에만 마법 같은 힘이 있는 것은 아니다. 녹황색 채소나 어패류, 해조류 등 다양한 음식에도 전부 후성 유전학적 시스템이 갖춰져 있다.

이러한 시스템의 변화가 건강을 해치는 방향으로 나타날 때도 있다. 담배, 음료수, 과도한 운동, 엑스레이 검사 시 노출되는 방사선, 직장이나 가정에서 받는 스트레스, 약물 남용 등이 유전자의 작용이나 발현량에 영향을 끼쳐 병을 유발할 수 있다.

시계유전자에도 많은 스닙이 있다. 아침형 인간과 저녁형 인간, 시차증을 겪기 쉬운 사람과 그렇지 않은 사람, 불면증에 걸리기 쉬운 사람과 잠을 잘 자는 사람. 이러한 차이는 시계유전자의 변이(스닙)에서 비롯된다. 후성 유전학적 시스템을 통해 유전자와 생체 시계의 작용을 적절히 리프로그래밍해서 건강한 몸을 만들어보자. 그렇게 해서 만들어진 건강한 몸의 변화한 유전자는 자녀나 후손들에게까지 물려줄 수 있다.

최근 10여 년 사이에 건강과 관련된 과학이 눈부시게 발전해 새로운 관점에서 생활 치료가 사람들에게 주목받기 시작했습니다. 과학 발전과 함께 이제껏 보지 못했던 거시 세계(10^{27}m의 우주 규모부터)와 미시 세계(10^{-35}m의 소립자 규모까지)를 볼 수 있게 되었습니다. 이러한 발전을 의료에 응용한 결과, 최근 몇 년 사이에 건강 의학이 극적인 변화를 보였습니다.

건강 의학의 발전은 생체 시계에 맞춰 세 가지 키워드로 표현할 수 있습니다. 첫 번째 키워드는 '신경아교세포'입니다. 아인슈타인의 뇌와 함께 별아교세포가 주목을 받으면서 우리가 왜 하루에 3분의 1이나 되는 시간을 잠에 할애해야만 하느냐는 수면의 필연성이 여기서 밝혀졌습니다.

두 번째 키워드는 '정크 DNA'입니다. 빌 클린턴 전 미국 대통령이 주도한 인간 게놈 프로젝트(2000~2003)로, 그동안 인간의 인생을 결정한다고 여겨져 왔던 유전자 DNA가 실은 유전 정보가 담긴 게놈 가운데 고작 2%에 불과하다는 사실이 밝혀졌습니다. 나머지 98%의 DNA는 쓸모없는 잡동사니로 여겨졌습니다. 그런데 최근 들어 이러한 정크 DNA에 초점이 맞춰지기 시작했습니다. 알고 보니 건강을 유지하고 질병을 치료하는 데 필요한 정보가 유전자가 아닌 이 정크 DNA에 저장돼 있었기 때문입니다.

세 번째 키워드는 '디폴트 모드 네트워크'라는 뇌의 작용입니다. 뇌 작용의 움직임을 기능적 자기공명영상fMRI으로 연속 촬영할 수 있게 되자 엄청난 사실이 발견됐습니다. 아무것도 하지 않고 멍하니 있을 때, 오히려 뇌의 활동 범위가 넓어진 것입니다. 이 발견 이후, 생체 시계와 뇌의 기능적 네트워크의 관계가 차츰 밝혀졌습니다.

이 책에서는 이 세 개의 키워드를 곳곳에서 거론하면서 생체 시계란 무엇인지 생각하게 하고, 업무 효율을 향상하는 데 도움을 줄 수 있도록 여러 생활 속 기술을 소개했습니다. 생체 시계는 건강 유지와 질병 예방의 근간이자, 건강 증진에 꼭 필요한 존재입니다.

독자 분들이 시간 의학의 지혜를 좀 더 일에 활용해 '직감'과 '논리'에 새바람을 불어넣었으면 합니다. 그리고 업무 효율을 한층 더 끌어올리기를 바랍니다. 하지만 막상 현실에서는 생체 시계의 고마움을 모르고 불규칙한 생활을 하는 사람들이 너무나 많습니다. 사회 활동을 하다보니 규칙적인 생활 리듬을 되찾기가 여간 어려운 것이 아니기 때문입니다. 어쩔 수 없이 불규칙한 생활 스타일을 지속할 수밖에 없다면 그런 상황 속에서도 어떻게든 생체 리듬을 되찾을 방법을 찾아야만 합니다.

다행히도 우리 몸에는 생체 리듬 외에도 5분, 90분, 8시간, 12시간 그리고 3.5일과 7일 주기 시계 등 많은 생체 시계가 있습니다. 이

다양한 리듬을 응용해 건강을 유지하고 질병을 예방하며, 업무 효율을 높일 수 있는 방법을 찾아야만 합니다. 우선 3.5일과 7일 리듬에 초점을 맞추는 것부터 시작하길 바랍니다. 여기서 서커셉턴 메디신circaseptan medicine과 함께 3.5일 리듬, 7일 리듬을 맞추려고 노력하는 것 또한 효과적입니다.

미네소타대학교의 프란츠 홀버그 교수와 함께 주장한 시간 의학이 지금 제2막을 올리려 하고 있습니다. 이는 현재 생체 시계와 인지증의 관계에 관한 시간 의학이 세계 건강 과학 분야에서 가장 관심을 보이는 주제이기 때문입니다. 이 책은 시간 의학의 최신 발전을 충분히 담고 있습니다. 그러니 직장인인 독자 분들이 시간 의학의 지혜를 비즈니스의 세계에 활용해 더 많은 성과를 거두시길 바랍니다.

오오츠카 구니아키

참고문헌

[서장]

1. 마이클 포스너·마커스 라이클 공저, 요로 다케시·가토 마사코·가사이 기요토 공역,《뇌를 보다: 인지신경과학이 밝혀낸 마음의 수수께끼》(제1판 4쇄), 닛케이 사이언스사, 도쿄, 2004, pp.341.
2. 고바야시 다케히코 저,《DNA의 98%는 수수께끼: 생명을 열쇠를 쥔 '비코드 DNA'란 무엇인가》(제5쇄), 블루벅스 B-2034, 고단샤, 도쿄, 2019, pp.206.

[제1장]

시간을 판단하는 페이스메이커 세포, 뉴런과 신경 아교 세포

1. Woelfle MA, Ouyang Y, Phanvijhitsiri K, Johnson CH, The adaptive value of circadian clock; An experimental assessment in cyanobacteria, Curr Biol, 2004; 14: 1481~1486.
2. Bell-Pedersen D, Cassone VM, Earnest DJ et al, Circadian rhythms from multiple oscillators: Lessons from diverse organisms, Nat Rev Genet, 2005; 6: 544~556.
3. Oster H, Challet E, Ott V et al, The functional and clinical signicance of the 24-hour rhythm of circulationg glucocorticoids, Endocr Rev, 2017; 38: 3~45.
4. Brancaccio M, Patton AP, Chesham JE, Maywood ES, Hastings MH, Astrocytes control circadian timekeeping in the suprachiasmatic nucleus via glutamatergic signaling, Neuron, 2017; 93: 1420~1435.e5. Doi: 10.1016/j.neuron.2017.02.030.

5. Hastings MH, Maywood ES, Brancaccio M, The mammalian circadian timing system and the suprachiasmatic nucleus as its pacemaker, Biology, 2019; 8: 13. Doi: 10.3390/biology8010013.

6. Mederos S, Gonzalez-Arias C, Perea G, Astrocyte-neuron networks: A multilane highway of signaling for homeostatic brain function, Front Synaptic Neurosci, 2018; 10: 45. Doi: 10.3389/fnsyn.2018.00045.

7. Clasadonte J, Scemes E, Wang Z, Boison D, Haydon PG, Connexin 43-mediated astroglial metabolic networks contribute to the regulation of the sleep-wake cycle, Neuron, 2017; 95: 1365~1380.

나이가 들수록 시간이 빠르게 지나간다고 느껴지는 이유

1. 오오츠카 구니아키 저, 《시간내과학》, 나카야마쇼텐, 도쿄, 2013, pp.325.

2. 오오츠카 구니아키 저, 《7일간 24시간 혈압을 통해 본 시간 고혈압학》, 의학출판사, 도쿄, 2014, pp.139~148.

3. Craig AD, Nature Rev Neurosci 2009; 10: 59~70.

4. Chen CY et al, Proc Natl Acad Sci U S A, 2016; 113: 206~211.

[제2장]

아인슈타인의 뇌

1. Diamond MC, Scheibel AB, Murphy GM Jr, Harvey T, On the brain of a scientist: Albert Einstein, Exp Neurol, 1985; 88(1): 198~204.

2. Colombo JA, Reisin HD, Miguel-Hidalgo JJ, Rajkowska G, Cerebral cortex astroglia and the brain of a genius: a propos of A. Einstein's, Brain Res Rev, 2006; 52(2): 257~263.

3. Falk D, New Information about Albert Einstein's Brain, Front Evol Neurosci, 2009; 1: 3. Doi: 10.3389/neuro.18.003.2009. eCollection 2009.

4. Falk D, Lepore FE, Noe A, e cerebral cortex of Albert Einstein: a description and preliminary analysis of unpublished photographs, Brain, 2013; 136(Pt 4): 1304~1327.

5. Chen H, Chen S, Zeng L, Zhou L, Hou S, Revisiting Einstein's brain in Brain Awareness Week, Biosci Trends, 2014; 8(5): 286~289.

점심 식사 후 15분간 낮잠을 즐기자

1. Asada T et al, Associations between retrospective recalled napping behavior and later development of Alzheimer's disease: association with APOE genotypes, Sleep, 2000; 23: 629~634.

전전두피질을 이용한 마인드풀니스

1. R. 더글라스 필즈 저, 요네즈 도쿠야·스기타 마코토 공역, 《격정회로: 인간은 왜 화를 내는가》, 슌주샤, 도쿄, 2017, pp.456.

낮의 주인공, 안와전두피질

1. Setogawa, T., Mizuhiki, T., Matsumoto, N. et al, Neurons in the monkey orbitofrontal cortex mediate reward value computation and decision-making, Commun Biol, 2019; 2, 126. Doi: 10.1038/s42003-019-0363-0.

직감적인 발상을 떠올리자

1. R. 더글라스 필즈 저, 요네즈 도쿠야·스기타 마코토 공역, 《격정회로: 인간은 왜 화를 내는가》, 슌주샤, 도쿄, 2017, pp.456.

또 다른 낮의 주인공, 마음의 시간 여행

1. 마이클 코벌리스 저, 가지하라 다에코 역, 《의식과 무의식의 사이》, 블루벅스

B-1952, 고단샤, 도쿄, 2015, pp.213(국내에서 '딴생각의 힘'(플루토, 2016)이라는 제목으로 출간).

2. 토마스 서든도프 저, 데라마치 도모코 역,《현실을 사는 원숭이 공상을 이야기하는 인간》, 하쿠요샤, 도쿄, 2015, pp.446.

3. Suddendorf T, Corballis MC, Mental time travel and the evolution of the human mind, Genet Soc Gen Psychol Monogr, 1997; 123: 133~167.

4. 오오츠카 구니아키 저,《40대 이상의 여성이 하면 안 되는 일: 생체 시계를 내 편으로 끌어들여 건강해진다》, 슌주샤, 도쿄, 2019, pp.228.

[제3장]

소포체 스트레스를 고치는 정크 DNA

1. 모리 가즈토시 저,《세포 속 분자생물학: 최신 생명과학 입문》(제8쇄), 블루벅스 B-1944, 고단샤, 도쿄, 2018, pp.244.

잠은 알츠하이머병 예방에 꼭 필요하다

1. Nedergaard M, Garbage truck of the brain, Science, 2013; 340: 1529~1530.

2. Xie L, Kang H, Xu Q, Chen MJ et al, Sleep drives metabolite clearance from the adult brain, Science, 2013; 342: 373~377.

3. Yo-El SJ, Jennifer S, Mcleland MSW, Christina D et al, Sleep quality and preclinical Alzheimer disease, JAMA Neurol, 2013; 70: 587~593.

4. Spira AP, Gamaldo AA, An Y, Wu MN et al, Self-reported sleep and β-amyloid deposition in community-dwelling older adults, JAMA Neurol, 2013; 70: 1537~1543.

5. Ooms S, Overeem S, Besse K et al, Effect of 1 night of total sleep deprivation on cerebrospinal fluid β-amyloid 42 in healthy middle aged men: a randomized clinical trial, JAMA Neurol, 2014; 71: 971~977.

불면증에는 몇 가지 유형이 있다

1. American Academy of Sleep Medicine, The international classification of Sleep Disorders(3rd ed.), Darien, IL: American Academy of Sleep Medicine, 2014.

[제4장]

운동으로 유전자를 바꾸다

1. Fernandes J, Arida RM, Gomez-Pinilla F, Physical exercise as an epigenetic modulator of brain plasticity and cognition, Neurosci Biobehav Rev, 2017; 80: 443~456. Doi: 10.1016/j.neubiorev.2017.06.12.
2. 네사 캐리 저, 나카야마 준이치 역, 《정크 DNA: 인간 게놈의 98%는 잡동사니 인가?》, 마루젠출판, 도쿄, pp.412.
3. Ehlen JC et al, Bmal1 function in skeletal muscle regulates sleep, Elife, 2017; 6.
4. Agudelo LZ et al, Skeletal muscle PGC-1alpha1 modulates kynurenine metabolism and mediates resilience to stress-induced depression, Cell, 2014; 159: 33~45.
5. Lourenco MV et al, Exercise-linked FNDC5/irisin rescues synaptic plasticity and memory defects in Alzheimer's models, Nature Medicine, 2019; 25: 165~175.
6. Clasadonte J et al, Connexin 43-mediated astroglial metabolic networks contributes to the regulation of the sleep-wake cycle, Neuron, 2017; 95: 1365~1380.
7. Kaasik K et al, Glucose sensor O-GlcNAcylation coordinates with phosphorylation to regulate circadian clock, Cell Metab, 2013; 17: 291~302.
8. Peek CB et al, Circadian clock interaction with HIF1alpha mediates

oxygenic metabolism and anaerobic glycolysis in skeletal muscle, Cell Metab, 2017; 25: 86~92.

진실은 직감으로 간파하라

1. 싯다르타 무케르지 저, 노나카 다이스케 역,《불확실한 의학》, 아사히출판사, 도쿄, 2018, pp.133.
2. 사쿠라가와 다빈치 저,《초역 다빈치노트: 신속하게 성장하는 말》, 아스카신샤, 도쿄, 2019. 국내에서 '초역 다빈치 노트'(한국경제신문, 2020)으로 출간.

골다공증 치료제에 함정이 있다?

1. Taaffe DR, Snow-Harter C, Connolly DA, Robinson TL, Brown MD, Marcus R, Differential effects of swimming versus weight - bearing activity on bone mineral status of eumenorrheic athletes, J Bone Miner Res, 1995; 10(4): 586~593.

뇌를 건강하게 만드는 저녁 운동

1. van Praag H et al, Proc Natl Acad Sci USA, 1999; 96: 13427~13431.
2. Wrann CD et al, Cell Metab, 2013; 18: 649~659.
3. Soya H et al, Biochem Biophys Res Commun, 2007; 358: 961~967.
4. Di Liegro CM et al, Genes, 2019; 10: 720. Doi: 10.3390/genes10090720.
5. Mavros Y et al, J Am Geriatr Soc, 2017; 65: 550~559.
6. Mueller PJ et al, Clin Exp Pharmacol Physiol, 2007; 34: 377~384.

만성 통증에 효과적인 아침저녁의 가벼운 운동

1. Senba E, Okamoto K, Imbe H, Brain sensitization and descending fa-

cilitation in chronic pain states, In: Wilke WS(ed): New Insights into Fibromyalgia, INTECH, Rijeka, Croatia, 2011, pp.19~40.

2. 센바 에미코, 〈통증이 만성화하는 뇌의 메커니즘〉, 신경내과 제78권 제3호, 2013, pp.348~360.

3. McLoughlin MJ, Stegner AJ, Cook DB, The relationship between physical activity and brain responses to pain in fibromyalgia, J Pain, 2012: 640~651.

4. Ellingson LD, Shields MR, Stegner AJ et al, Physical activity, sustained sedentary behavior, and pain modulation in women with fibromyalgia, J Pain, 2012: 195~206.

오래 앉아있는 습관을 버리고 움직이자

1. Shrestha N, Kukkonen-Harjula KT, Verbeek JH, Ijaz S, Hermans V, Pedisic Z, Workplace interventions for reducing sitting at work, Cochrane Database of Systematic Reviews, 2018, Issue 12(Art). No: CD010912. Doi: 10.1002/14651858.CD010912.pub5.

2. 오카 고이치로 저, 《'오래 앉아있는 습관'이 수명을 단축한다》, 다이슈칸쇼텐, 도쿄, 2017, pp.167.

[제5장]

영양 보충제만 믿으면 안 된다

1. Kuroda R et al, Chiral blastomere arrangement dictates zygotic left-right asymmetry pathway in snails, Nature, 2009; 462: 790~794.

2. 구로다 레이코 저, 《생명 세계의 비대칭성: 자연은 왜 불균형을 좋아하는가》, 주오코론신샤, 1992.

3. Han SN et al, Vitamin E and gene expression in immune cells, Annals

of the New York Academy of Sciences, 2004; 1031: 96~101.

4. Major JM et al, Genome-wide association study identies three common variants associated with serologic response to vitamin E supplementation in men, J Neutrition, 2012; 142: 866~871.

아연은 왜 필요한가

1. Hara T et al, J Physiol Sci, 2017; 67: 283~301.

장이 건강해야 생체 시계가 바로잡힌다

1. 에메란 메이어 저, 다카하시 히로시 역, 《장과 뇌: 체내의 대화가 당신의 기분이나 선택, 건강을 얼마만큼 좌우하는가》, 기노쿠니야쇼텐, 도쿄, 2018, pp.327.

2. Anukam KC et al, Augmentation of antimicrobial metronidazole therapy of bacterial vaginosis with oral probiotic Lactobacillus rhamnosus GR-1 and Lactobacillus reuteri RC-14: randomized, double-blind, placebo controlled trial, Microbes Infect, 2006; 8: 1450~1454.

오메가3 지방산과 오메가6 지방산

1. Ninomiya T, Nagata M, Hata J, Hirakawa Y, Ozawa M, Yoshida D, Ohara T, Kishimoto H, Mukai N, Fukuhara M, Kitazono T, Kiyohara Y, Association between ratio of serum eicosapentaenoic acid to arachidonic acid and risk of cardiovascular disease: the Hisayama Study, Atherosclerosis, 2013; 231: 261~267.

2. Nagata M, Hata J, Hirakawa Y, Mukai N, Yoshida D, Ohara T, Kishimoto H, Kawano H, Kitazono T, Kiyohara Y, Ninomiya T, The ratio of serum eicosapentaenoic acid to arachidonic acid and risk of cancer death in a Japanese community: e Hisayama Study, J Epidemiol, 2017; 27: 578~583. Doi: 10.1016/j.je.2017.01.004.

음식물 알레르기를 예방하는 아마씨유

1. Kunisawa J et al, Sci Rep, 2015; 5: 9750.
2. Nagatake T et al, J Allergy Clin Immunol, 2018; 142: 470~484(e12).
3. Sasaki A et al, Cell Rep, 2018; 23: 974~982.
4. Lauby-Secretan B et al, N Engl J Med, 2016; 375: 794~798.

단백질을 충분히 섭취하지 않으면 지방간이 된다

1. Nishi H et al, Sci Rep, 2018; 8: 5461.

식이 섬유는 마음을 치유하기 위한 식사의 기본이다

1. Macfarlane GT, Macfarlane S, Fermentation in the human large intestine: its physiologic consequences and the potential contribution of prebiotics, J Clin Gastroenterol, 2011; 45: 120~127. Doi: 10.1097/MCG.0b013e31822fecfe.
2. Tahara Y et al, Gut microbiota-derived short chain fatty acids induce circadian clock entrainment in mouse peripheral tissue, Sci Rep, 2018; 8: 1395. Doi: 10.1038/s41598-018-19836-7.

폴리페놀로 암을 예방한다

1. Kumazoe M et al, Sci Rep, 2015; 5: 9474.
2. Yamashita S et al, Sci Rep, 2018; 8: 10023.

세포와 유전자에 작용하는 커피

1. van Dam RM, Hu FB, JAMA, 2005; 294: 97~104.

2. Tiffon C, Int J Mol Sci, 2018; 19. Doi: 10.3390/ijms19113425.

3. de Toro-Martin J et al, Nutrients, 2017; 9: Doi: 10.3390/nu9080913.

[제6장]

사회적 시차증을 왜 겪을까

1. Wittmann M, Dinich J, Merrow M, Roenneberg T, Social jetlag: misalignment of biological and social time, Chronobiol Int, 2006; 23: 497~509.

2. Roenneberg T, Allebrandt KV, Merrow M, Vetter C, Social jetlag and obesity, Curr Biol, 2012; 22: 939~943. Doi: 10.1016/j.cub.2012.03.038. Epub 2012 May 10. Erratum in: Curr Biol. 2013.

3. Smarr BL, Schirmer AE, 3.4 million real-world learning management system logins reveal the majority of students experience social jetlag correlated with decreased performance, Sci Rep, 2018; 8: 4793. Doi: 10.1038/s41598-018-23044-8.

4. 노벨의학상 '생체 시계 연구'의 뜻밖의 공적: 특정 유전자가 수행하는 역할을 해명, 2017.10.03 8:00 로이터통신. https://toyokeizai.net/articles/-/191405.

5. Ledford H, Callaway E, Circadian clocks scoop Nobel prize, Nature, 2017; 550: 17.

시차증, LA 다저스가 뉴욕 양키스에 불리한 이유

1. Sasaki M, Kurosaki Y, Mori A et al, Pattern of sleep-wakefulness before and aer transmeridian ight in commercial airline pilots, Avia Space Environ Med, 1986; 57: B29~42.

어긋난 생체 시계를 회복하자

1. 오오츠카 구니아키 저, 《병에 걸리지 않기 위한 시간의학: '생체 시계의 신비'를 과학하다》, 미시마샤, 도쿄, 2007, pp.261.
2. 오오츠카 구니아키 저, 《생체 시계의 수수께끼에 접근하다: 몸을 보호하는 생체 리듬》, 기술평론사, 도쿄, 2012, pp.255.

체조와 음료로 리듬을 조정하자

1. 오오츠카 구니아키 저, 《40대 이상의 여성이 하면 안 되는 일: 생체 시계를 내 편으로 끌어들여 건강해진다》, 주샤, 도쿄, 2019, pp.228.

3.5일 주기로 생활 리듬을 조정하자

1. 오오츠카 구니아키 저, 《생체 시계의 수수께끼에 접근하다: 몸을 보호하는 생체 리듬》, 기술평론사, 도쿄, 2012, pp.255.

인생이 유전자에 의해 결정된다?

1. 고바야시 다케히코 저, 《DNA의 98%는 수수께끼: 생명을 열쇠를 쥔 '비코드 DNA'란 무엇인가》(제5쇄), 블루벅스 B-2034, 고단샤, 도쿄, 2019, pp.206.

유전자 검사의 정밀도는 아직 충분하지 않다

1. 샤론 모알렘 저, 나카자토 교코 역, 《유전자는 바꿀 수 있다: 당신의 인생을 근본부터 바꾸는 후성유전학의 진실》(제2쇄), 다이아몬드사, 도쿄, 2018, pp.340(국내에서 '유전자, 당신이 결정한다'(김영사, 2015)로 출간).

유전자를 바꾸는 식이 요법, 로열 젤리와 시금치

1. Kamakura M, Royalactin induces queen differentiation in honeybees, Nature, 2011; 473: 478.

2. Chittka A, Chittka L, Epigenetics of royalty, PLOS Biology, 2010; 8: e1000532.

3. Lyko F et al, e honeybee epigenetics: dierential methylation of brain DNA in queens and workers, PLOS Biology, 2010; 8: e1000506.

4. Parastramka M et al, MicroRNA proling of carcinogen-induced rat colon tumors and the inuence of dietary spinach, Molecular Nutrition Food Research, 2012; 56: 1259~1269.

5. Franklin T et al, Epigenetic transmission of the impact of early stress across generations, Biological Psychiatry, 2010; 68: 408

6. 샤론 모알렘 저, 나카자토 교코 역, 《유전자는 바꿀 수 있다: 당신의 인생을 근본부터 바꾸는 후성유전학의 진실》(제2쇄), 다이아몬드사, 도쿄, 2018, pp.340.

맺음말

1. R. 더글라스 필즈 저, 고니시 시로 번역·감수, 고마쓰 가요코 공역, 《또 다른 뇌: 뉴런을 지배하는 숨은 주역 '신경아교세포'》, 블루벅스, 고단샤, 도쿄, 2018.

2. 고바야시 다케히코 저, 《DNA의 98%는 수수께끼: 생명을 열쇠를 쥔 '비코드 DNA'란 무엇인가》(제5쇄), 블루벅스 B-2034, 고단샤, 도쿄, 2019.

3. Otsuka K, Cornelissen G, Kubo Y, Shibata K, Hayashi M, Mizuno K, Ohshima H, Furukawa S, Mukai C, Circadian challenge of astronauts' unconscious mind adapting to microgravity in space, estimated by heart rate variability, Sci Rep, 2018; 8: 10381. Doi: 10.1038/s41598-018-28740-z.

4. 경도 인지증을 조기 발견하기 위한 《Therapeutic Research Volume 38》, Issue 6, 2017, pp.579~621.

색인

컨디션도 습관이다

초판 1쇄 인쇄 2022년 11월 10일
초판 1쇄 발행 2022년 11월 21일

지은이 오오츠카 구니아키
옮긴이 황세정
펴낸이 정용수

편집장 김민정 **편집** 조혜린
디자인 김민지
영업·마케팅 김상연 정경민
제작 김동명 **관리** 윤지연

펴낸곳 ㈜예문아카이브
출판등록 2016년 8월 8일 제2016-000240호
주소 서울시 마포구 동교로18길 10 2층
문의전화 02-2038-3372 **주문전화** 031-955-0550 **팩스** 031-955-0660
이메일 archive.rights@gmail.com **홈페이지** ymarchive.com
인스타그램 yeamoon.arv

ISBN 979-11-6386-129-4 (03510)